孙培云　王向群　主编

心身联合诊疗案例集

中国人口出版社
China Population Publishing House
全国百佳出版单位

图书在版编目（CIP）数据

心身联合诊疗案例集/孙培云，王向群主编．—北京：中国人口出版社，2022.6

ISBN 978-7-5101-8585-4

Ⅰ．①心… Ⅱ．①孙…②王… Ⅲ．①心身疾病–诊疗–病案 Ⅳ．①R749.92

中国版本图书馆 CIP 数据核字（2022）第 087903 号

心身联合诊疗案例集

XINSHEN LIANHE ZHENLIAO ANLIJI

孙培云　王向群　主编

责 任 编 辑	江　舒	
责 任 印 制	林　鑫　王艳如	
出 版 发 行	中国人口出版社	
印　　　刷	天津中印联印务有限公司	
开　　　本	710 毫米×1000 毫米　1/16	
印　　　张	12.25　插页 1	
字　　　数	110 千字	
版　　　次	2022 年 6 月第 1 版	
印　　　次	2022 年 6 月第 1 次印刷	
书　　　号	ISBN 978-7-5101-8585-4	
定　　　价	59.90 元	

网　　　址	www.rkcbs.com.cn
电 子 信 箱	rkcbs@126.com
总编室电话	（010）83519392
发行部电话	（010）83510481
传　　　真	（010）83538190
地　　　址	北京市西城区广安门南街 80 号中加大厦
邮 政 编 码	100054

版权所有　侵权必究　质量问题　随时退换

参加编写人员

主　　编　　孙培云　王向群

副 主 编　　王振涛　刘　宏　宋煜青　矫　杨　常　青
　　　　　　郭　强

编　　者　　孙培云　刘　宏　矫　杨　王亚丽　谢敏丽

校　　对　　焦丽琴

参加会诊　　孙培云　王向群　王振涛　刘　宏　常　青

成　　员　　宋煜青　刘双良　高淑凤　李　宁　焦丽琴
　　　　　　矫　杨　王亚丽　谢敏丽　李天骄　陈　琦
　　　　　　黄春香　贺海晶　张晓嘉　李　勇　周　行
　　　　　　王海民　付瀚颖　孙　娜　屠小令　刘　安
　　　　　　王　娟　徐　琴　张　芹　孙夏媛　李　超
　　　　　　刘付松　李红粉　刘　露

作为一名践行心身医学的精神科医生，我常年在综合医院各临床科室进行会诊，深知社会心理因素在慢病管理中的重要性。如果没有识别和有效干预社会心理因素，给患者带来巨大痛苦的躯体症状就不会改善，血压、血糖等生理指标也会异常波动，患者会对临床医生的水平产生质疑，医生也会因患者的病情总处于波动状态而感到挫败。我也深知临床医生的能力和精力是有限的，没有时间和精力顾及患者的社会心理问题。我国的临床医疗服务急需心理工作者和社会工作者的介入。

2013 年，偶然的机遇使我相识了北京市丰台区铁营医院孙培云院长。她是神经内科专家，也是心理治疗师，对患者心身问题导致的躯体症状表现有深刻的认识，在医院培养了心理治疗师（心理咨询师），又引进社会工作者（医务社工）。我们一拍即合，决定开展心身医学服务模式的实践，通过每月一次"多学科联合会诊"的形式，发挥各科临床医生、精神科医生、心理治疗师、医务社工、护士、康复师等多学科专家的专业技能共同服务于患者，真正做到"既看病又看人"，对患者进行生物学、心理学和社会学的综合干预，实现"有温度的医疗"，取得了非常好的临床效果，真正实践了医学模式的转变。

本书呈现的病例，都是临床疑难病例，患者的躯体疾病病情复杂，心理因素明显，在既往的诊疗中只针对患者的生理改变进行对症治疗，临床疗效不明显，患者躯体不适症状仍然较多，导致多次反复住院治疗。这些患者都是中老年人，生活经历和现实生活困境导致他们存在大量心理问题，必然会反映在身体各系统，出现躯体不适症状。每个案例都经过联合会诊，充分讨论，达成共识，从不同的专业视角对患者进行全面分析并制定干预方案，包括临床医生的药物调整、心理治疗师的心理治疗、社会工作者的家庭社会干预。在这些治疗手段中，特别是使患者心理成长的心理治疗和解除患者现实困扰的医务社工家庭社会资源链接，可以有效控制使病情波动的多种因素，减轻患者心身痛苦，促进康复，保证临床疗效并减少心理社会因素对慢病管理的影响。

读者会从案例中感受到生物、心理、社会的综合干预给患者带来的获益，以及铁营医院心身医学实践模式探索的具体做法。期望所有的医疗机构都真正做到"以患者为中心"，把医学模式的转变落实在日常的诊疗行为中。

北京大学第六医院　王向群

2022 年 5 月

2013 年 4 月的一天，一直致力于心理咨询和治疗培训的陈保军大夫与时任中国心理卫生协会心身医学专业委员会主任委员、北京大学第六医院副院长的王向群专程来到我院。王院长了解到我们医院是中华女子学院医务社会工作的教学医院，同时有 5 名专业的医务社会工作者协助临床工作时很感兴趣。王院长很早就注意到具有心身问题的患者大量地就诊于综合医院和基层医院，而这些医疗机构的医护人员对于心身疾病的低认知，导致患者没有得到及时的诊断和治疗。因此，他一直致力于让精神科医生更多地沉淀到综合医院，并为此做了大量的倡导和推进工作。

我们的交谈十分愉快，从目前的疾病谱改变，慢性疾病共病心身问题的诊疗现状，到未来医务社工的引入和发展，以及对心身疾病患者回归社会的帮助……跟王向群院长交流后，我们受到极大的启发，医院班子经过周密考虑及为了便于后续工作的开展，利用医院专业优势，整合医院资源，将神经内科、神经外科、神经重症监护、康复理疗、心理咨询及治疗整合为六位一体的"神经治疗康复中心"，并在中国心理卫生协会心身医学专委会和丰台区卫生局的大力支持下，于 2013 年 5 月挂牌成立"中国心理卫生协会心身医学专业委员会临床基地"和"丰台区心身医学会诊中心"，首次将精神科医生及各专科医生、心理治疗师、医务社会工作者、康复师等多学科、多专业、多机构、多维度联合干预心身疾病应用于基层医院，探讨心身疾病患者整合治疗干预模式，同时，也开启了医务社工参与心身疾病干预的临床实践研究。

本案例集的立脚点主要是帮助基层医院各专业医护人员、全科医生和医务社会工作者，认识慢性疾病合并焦虑、抑郁等精神障碍的临床症状及简单的干预治疗原则。作为神经内科医生和心理治疗师，本案例集的视角与精神科医生的视角不同，作为心身医学联合会诊的实践者，案例集编写以描述疾病及团队合作工作对患者的帮助为主线，部分地展示医务社工、心理治疗师、中医和主管护师的干预过程。为了能让基层医生了解到心理社会问题对于疾病的影响，部分案例展示了问诊的过程。本案例集尚有诸多不尽完善之处，敬请专家及同道们指正。

北京铁营医院　孙培云

2022 年 5 月

目 录

案例 1:

惊恐障碍，急性焦虑发作

赵某某，女，56岁，为住院患者转介到心身医学会诊中心。

--------◇ **医生问诊过程** ◇--------

医生：能跟我们介绍一下发病经过吗？

患者：唉，半年前一天晚上要睡觉时，我突然就觉得胸痛、胸闷，心慌，手抖，出汗，当时认为自己要死了，非常恐惧，老伴儿叫"120"把我送到医院，做了所有能做的检查，包括心脏造影，医生说没事就出院了。但是，不到一周的时间，做饭时又突然出现和上次一样的情况，我感到特别强烈的濒死感，胸痛、胸闷，心慌，手抖，出汗，又叫"120"把我送到另一家知名的心血管病医院，做心脏造影，说血管很好，没堵，也没做支架。

医生：没堵是好事呀。

患者：是好事，但"心绞痛"不好，我特别害怕发病，一发病就觉得自己要死了，别提多难受了。

医生：多长时间发作一次？

患者：几天犯一次，也有一天发作两次的，半年之内每月住院一次，都是心脏不舒服，胸闷憋气，手脚麻木，感觉要死了。血压也忽高忽低，上午血压高就吃药，中午测血压 80/50 mmHg，晚上又上去了，一测血压 160/90 mmHg。不知道怎么回事儿，去过很多医院看了也不好。

医生：发病跟生气、情绪有关吗？

患者：说不好，不一定什么时候就犯病。

医生：跟活动有关吗？

患者：没有关系，活动不活动都发病。

医生：你很害怕，担心这个病？

患者：是的，很担心，我们一个街坊老头胸痛两次人就"挂"了，我现在都不敢一个人出门，晚上总嘱咐老伴儿看我不行赶快叫"120"。

医生：除了心脏不舒服，血压波动，还有其他的不舒服吗？

患者：憋气，手抖，有时候两个太阳穴疼，后脑勺疼，持续疼。

医生：这个影响睡眠吗？

患者：影响，睡不好觉。好像我们家遗传睡不好觉，母亲、哥哥都这样，年轻的时候就经常看到他们吃谷维素、维生素 B_1，还有安定片。

医生：吃饭怎么样？

患者：不想吃，不愿意吃油的，想吃素的。

医生：身体这样，心情怎么样？

患者：心情不好，觉得不一定什么时候我就不行了。

医生：你现在跟谁一起生活？

患者：我和我丈夫、公公、婆婆一起住。公公老年痴呆，婆婆心脏不好，安装起搏器了。公公半夜起来打开灯，到处找东西。他有一个小盒子放钱，他东藏西藏，说有警察来绑架。唉，本来就睡不好觉，天天晚上还要跟他熬。最近几年经常跟二老着急，他们轮着住院都要我照顾。

医生：没有其他人帮忙吗？

患者：谁也帮不了，我丈夫原来上班，最近刚退休，小姑子住得远，自己也有一大家子人要管；儿子儿媳不跟我们住一起，工作太忙了，帮不上，我也不愿意让他们分担这些事。

医生：您以前还有什么慢性病吗？

患者：有高血压快 10 年了，血压最高达 160/110 mmHg，高了就吃硝苯地平缓释片，但有时候正常，有时候又低至 80/60 mmHg，所以也不敢总吃。

医生：你这么累，负担这么重，有没有特别糟糕的想法？比如说……都不想活了。

患者：那倒没有，最近我丈夫刚刚退休，能给我搭把手了。

医生：自己有什么能舒缓压力的方法吗？有什么爱好？

患者：没有什么方法。过去喜欢唱歌，现在整天除了照顾老人，就是担心自己的身体，还有什么兴趣？

医生：你那么不容易，又照顾家，自己又多病，想知道你是怎么调整的？怎么坚持到现在？

患者：我就想老人把我们的孩子拉扯大不容易，现在老人有病了，也该我照顾他们了，小姑子曾建议把老人送养老院，我觉得那样不行，花钱不说，老人也受罪。现在，我就是怕我不行了这个家就完了，孩子们都很忙。

一、心身医学多学科联合干预

这个患者所患疾病是惊恐障碍。

惊恐障碍（PD）是一种急性焦虑障碍，是一组以反复出现的心悸、出汗、震颤等植物神经症状，伴有强烈的濒死感或失控感为特征的急性焦虑障碍。数次发作后可以出现预期焦虑、场所恐惧及抑郁症状。患者多就诊于急诊和内科，常被误诊为"心脏病"。在美国，PD 的终身患病率在 3% 左右，且女性较男性更易患 PD。中年女性发病率高，但 65 岁以上惊恐障碍发病率较低，多表现为抑郁症伴惊恐发作。惊恐障碍患者 90% 就诊于综合医院普内科，50% 就诊于急诊科。

我们团队经过长达 6 年的临床实践，以及市、区科委项目支持的研究，总结出一套多学科联合干预心身疾病的诊疗模式，即 IMPACT 模式：（Interprofessional Medicine for

Psychosomatics： Assessment-Change-Treatment， IMPACT）。该模式为多学科团队针对患者的躯体状态、心理情绪和社会功能进行的一整套 "识别—筛查—评估—诊断—联合会诊—治疗" 的心身疾病诊疗方法。

【识别】 为方便各科医生通过简单问诊识别心身问题，让临床医生通过了解患者近半个月的情绪、兴趣、睡眠和关系 4 个方面快速识别是否有共病心身问题。如最近两周情绪如何（是否容易急躁、情绪低落）？是否对以前喜欢做的事情没有兴趣？睡眠如何（是否入睡困难，是否夜间易醒或醒后不易入睡，是否早醒、多梦）？最近跟家人、朋友及同事的关系如何？是否经常发脾气？等等。

【筛查】 对于在上述 4 个方面识别出的可疑共病心身问题的患者，利用焦虑抑郁量表（Hospital Anxious Depression，HAD），Zung 氏焦虑自评量表 SAS（Zung Self-Rating Anxiety Scale，SAS）和 Zung 氏抑郁自评量表 SDS（Zung Self-Rating Depression Scale，SDS），患者健康问卷抑郁量表（PHQ-9）、广泛性焦虑障碍量表（GAD-7）等，开展日常门诊患者的精神状况筛查；对住院患者进行汉密尔顿焦虑、抑郁量表（HAMA、HAMD）的筛查。

【评估】 通过上述筛查后，对有上述问题的患者进行面对面访谈评估。评估中不仅要关注患者的生物因素，还要关注心理社会因素，如患者所处家庭和地区的文化背景、人际关系、人格特点、认知特点和应对方式、情绪状态和患者利用社会支持资源的能力等。

【诊断】 医生应根据访谈、评估、检查等方法，依据《疾病和有关健康问题的国际统计分类第10版》（ICD-10）、中国精神障碍分类与诊断标准（CCMD-3）等做出包括生物—心理—社会的全面诊断。

【转诊、联合会诊】 对于诊断焦虑抑郁的患者，征得患者同意后转介心身医学门诊或精神科门诊治疗。对于疑难病例或治疗效果不理想的患者，可转介到心身医学会诊中心进行联合会诊。

【治疗】 针对原发病和精神障碍进行药物、心理、物理及对症治疗。对于受心理、社会因素影响明确的患者且躯体症状较轻，应给予疾病教育及心理疏导，征得患者或家属同意后由心理治疗师进行心理治疗，医务社工共同干预，以使患者更好地康复和回归社会。

（一）医疗团队干预过程

1. 病例简介

患者因"反复发作胸痛、胸闷、心慌、手抖、出汗半年，加重半月"，门诊以"焦虑抑郁状态、高血压、冠心病?"收入院。既往"高血压"病史10年，间断服用降压药，自述因经常血压很低，不敢长期应用降压药。半年前无明显诱因，做饭时突然出现胸痛、胸闷，濒死感，心慌，手抖，出汗，呼叫"120"急送本市心血管病专科医院，住院行各项检查无明显异常，出院后上述症状反复发作，有时候一天发作两次，曾反复就诊于多家医院，行心血管等检查，无明显异常。因害怕发病，患者曾一度不敢外出，不敢独自在房间睡觉。发作间期偶有头痛，医院曾给予黛力新、盐酸舍曲林等药物治疗，症状减轻，但患者害怕药物不良反应自行停药。半月前婆婆住院，患者自觉照顾劳累，症状再次发作，且发作更为频繁，基本上每天都有发作。患者睡眠、饮食欠佳，二便正常，体重无明显变化。

出生于北京，中专学历，20 岁参加工作，与领导和同事关系较融洽，45 岁因单位改制下岗，其间情绪波动较大。后到私营企业工作 5 年，自述业绩较好。父母均因肺病去世。胞三行二，两男一女。23 岁结婚，育有一子，已婚未育。由于父亲去世，牵涉房屋、财产等原因，对兄弟不满，目前联系不多。47 岁停经，停经前后有潮热、多汗等症状。

2. 体格检查：

【内科查体】　Bp140/80 mmHg。神清，查体合作。双肺呼吸音清，未闻及干湿啰音。心界不大，心率 66 次/分，律齐，未闻及心脏杂音。腹软，无压痛。双下肢无浮肿。

【神经系统查体】　神清语利，双侧瞳孔等大等圆对称，对光反射灵敏，双眼各方向运动无受限，未及眼震。双侧鼻唇沟对称，咽反射存在，伸舌居中。四肢肌力 Ⅴ级，肌张力正常，双侧膝腱反射（＋＋），双侧巴氏征（－）。双侧指鼻试验及跟膝胫试验稳准，Romberg 征（－）。

【精神科查体】　意识清晰，仪表整洁，检查合作，注意力集中，能正确回答问题，未发现联想障碍。焦虑，担心自己病情，谈及公婆，担心他们的病情。无幻视、幻听，无错觉及感知综合障碍。无嫉妒、被害妄想。计算力、记忆力、定向力及自知力正常，分析与综合能力正常。

【辅助检查】　心电图：窦性心律，心率 66 次/分，律齐，Ⅱ、Ⅲ、AVF、V4-V6 可见 ST-T 改变。心脏彩超：二尖瓣轻度返流，左室射血分数 73%。心脏造影未见异常。SAS 65 分，SDS 48 分。

【诊断】　惊恐障碍。

【治疗方案】　积极抗焦虑治疗，给予 SSRIs 类药物舍曲林 50 mg 每日一次口服，劳拉西泮 0.5 mg 睡前口服。请心理咨询师和医疗社工介入综合干预治疗。

3. 识别—筛查—评估—诊断—联合会诊—治疗

识别和评估等从问诊就已经开始。

【识别】　根据患者情绪、睡眠、兴趣、关系等识别患者共病心身问题。

情绪：一方面单独照顾患慢性疾病老人的压力，另一方面自己又频繁发作"心脏病"，让患者精神极度紧张，情绪不好，总担心自己要死了。

睡眠：痴呆的老公公经常夜间不睡，到处藏东西，由于老公公的幻觉和妄想症状导致患者夜里无法休息，本就睡眠不好，这样一来更加雪上加霜。

兴趣：过去患者喜欢唱歌，现在整天除了照顾老人，就是担心老人和自己的身体，没有什么兴趣。

关系：患者付出多，不愿意劳累家人，与家人的关系还比较融洽，未详细了解社会关系方面的情况。

【筛查】 与患者访谈及利用 SAS、SDS 量表筛查，评分分别为 65 分和 48 分，提示焦虑障碍。

【评估】 患者的个性比较要强，承担家庭的日常家务及照料生病老人的压力，导致患者身心疲惫。担心的事情比较多，比如，担心自己的身体，担心公婆的身体，担心照顾不好老人等，出现情绪不稳定，又不愿意倾诉，不愿意劳累家人。这个患者是典型的有六个"心"的人（即心细、心急、心高、心强、心专、心重），强大的责任感和社会层面的认知，让她觉得现在是回报老人的时候，不同意家人提出的将老人送养老院。这些都是患者的现实压力，是导致发病的心理社会因素。

【诊断】 依据临床症状及检查、评估等，根据 ICD-10 的症状标准和病程标准（见下面的 ICD-10 详细介绍）诊断惊恐障碍。

【转诊及治疗】 转介心身医学团队由医生、心理治疗师和医务社工联合干预治疗。

（二）心理治疗师干预过程

1. 问题评估

该患者需要解决的问题，一是惊恐障碍的反复发作对患者的影响；二是自己是一名患者，又是患慢性疾病的两个老人的照料者，如何链接支持系统的资源减轻照料压力。

2. 咨询方法

咨询采用认知行为干预方法。

【心理教育】　首先对患者的胸痛等惊恐障碍的症状进行说明，这是一系列植物神经功能紊乱的表现，经过多次的系统检查，心脏没有器质性损害，没有能够导致严重后果的病理改变。

【暴露疗法】　让患者观察治疗师在连续做了 20 次蹲起运动后的呼吸和心率等改变，同时，征得患者的同意，让患者也连续进行 20 次蹲起运动，体会并说出自己的感受。此外，让患者尽量屏住呼吸，憋气，到不能坚持为止，让患者理解植物神经紊乱时的表现，进而理解自己的症状表现。要给患者清晰明确的解释，你的心脏是好的，你的身体状态是好的，你的症状可能与心理状态有关。

【作业疗法和放松训练】　让患者回家后记录症状发作的过程，自己当时的想法，不要急于呼叫"120"，先尝试做深呼吸、腹式呼吸，记录坚持后的情况（如是否没有呼叫"120"或者坚持多长时间），切断一发作就到医院检查的行为。

练习腹式呼吸，渐进性肌肉放松，冥想放松等。

【讨论关于老人的健康和照料问题】　一方面，建议患者及其爱人带公公看病服药，治疗痴呆，控制其晚上的行为。

另一方面，讨论老人的养老问题，患者仍不同意送养老机构，也不同意周末让小姑子及儿子、儿媳照料。

嘱咐患者关注自身的健康，学会放松和放下部分家务等。患者担心爱人照顾不好老人，治疗师为患者留作业，先让爱人独自照顾半天，再告诉爱人什么地方需要改进，慢慢地拉长时间并与爱人交替照料。

（三）医务社工干预过程

1. 评估问题

问题核心是"担心"，患者的担心比较多，担心自己的身体，担心公婆的身体，担心照顾不好老人。

2. 干预的方向目标

关注自己的需求及情绪。

3. 干预过程

社工通过情绪八方面表格记录，让患者知道自己需要他人的支持，同时也需要得到他人的支持。同时社工进行了家访，与患者的丈夫沟通，如何理解患者，做一个既能陪伴又具有共情能力的支持者。

挖掘患者自身资源，建立自己的兴趣：预估一下哀伤的过程，如果公公、婆婆去世怎么办？让患者意识到今后她要有自己的生活。患者喜欢唱歌，社工组织病房患者学唱老歌活动，鼓励患者展示自己的才能。

（四）中医治疗干预

1. 案例分析

中医对于心身疾病的诊疗有着独特的优势，中医学中的情志致病理论源远流长，强调心身统一，重视情志与疾病的关系，其中所蕴含的"形神合一"理论既体现了中医整体观特点，也是情志致病的理论基础，"五脏七情致病"及"情志相胜"为临床诊治情志疾病提供了理论依据。《金匮要略·妇人杂病脉证并治》记载了脏躁及梅核气两种情志病证，并观察到这两种病证多发于女性，病机多为情志不舒、脏阴不足。该患者为中年女性，曾因工作变动遭受严重的精神刺激，后每因情志不遂引发胸痛、心慌、手抖，每次发作时多有过度恐惧、躁扰不宁等表现，符合中医"脏躁"范畴。患者既往遭受精神刺激，平素过度恐惧，情志过极，伤及脏腑，脏阴不足，精血内亏，五脏失于儒养，五志之火内动，上扰心神，则发为脏躁。阴血亏虚，心神失养则患者表现为心神不宁、善惊易恐、心慌、胸闷等症状。

2. 中医诊断

脏躁；

心神失养证。

3. 中医治法

养心安神，甘缓和中。

4. 中医代表方

甘麦大枣汤加味。

5. 总结

辨证论治与身心同治相结合。脏躁疾病的发生，大多数患者是由于各方面的原因，包括来自家庭、社会和自身的压力和精神刺激，导致情志发生紊乱，引起各脏腑的功能失常而发生本病。中医辨证论治的同时，需配合身心治疗，注重患者的心理疏导，建议患者生活要有规律，避免紧张和情绪激动，保证充足的睡眠时间，心情要开朗、愉悦。患者可以适当进行中医"心神合一"的传统功法的锻炼，如八段锦、太极拳、五禽戏等，以调节身心及调和气血阴阳。

针药结合显疗效。《黄帝内经》曰："微针治其外，汤液治其内。"临床诊治中，应根据患者病情，结合针药之长短，当针则针，当药则药，当针药配合则针药兼施。脏躁患者针灸取穴时主穴以督脉十三针加神门穴为主，若患者头痛明显，则加"头痛八针"，即百会、风府、风池（双）、太阳（双）、合谷（双）来疏通头面经络，疏风止痛；若患者手足抽动明显，则加"手足十二穴"，即双侧曲池、合谷、内关、阳陵泉、足三里、三阴交来调和阴阳，气血双补。

二、随访

患者会诊后一周出院，继续服用舍曲林和劳拉西泮，已接受三次心理治疗，5次社工干预等。社工在联合干预三周后随诊，随诊前一周未发病，睡眠较前好转，现在每天外出活动 1~2 小时，有时候跟社区老年人跳广场舞，由丈夫照看老人，老公公服药后晚上起夜减少，夫妻俩晚上轮流照顾老人。现在偶尔跟过去的朋友联系。

三、观察与反思

慢性疾病合并焦虑抑郁等心身问题的患者已成为目前常见及高发疾病，遍布基层医院各个科室，各个分支学科向纵深快速发展，其横向的连接越来越少，临床医生的思维变得局限，未能把患者看作一个整体，多从疾病本身考虑而忽略疾病背后的心理社会因素对疾病的发生、发展及转归的影响；同时，医学继续教育滞后和病患的病耻感等也导致医患群体对心身疾病的认识不足，使其没有得到应有的诊断和治疗。即目前的医学模式仍旧是生物医学模式，而非生物—心理—社会医学模式。

心身医学主要是一种思维方法。在考虑症状的同时，考虑其心理，社会因素。强化医学模式理念的转变，真正将患者作为一个整体看待，从生物—心理—社会视角去观察、去治疗，才能取得更好的治疗效果。从这个案例我们看到关注患者的心理因素应该更多地关注环境，让她明白"这么难受是怎么回事儿"，理解疾病背后的家庭社会因素，从生物—心理—社会全面干预才能取得好的治疗效果。

【生物】　药物治疗起到至关重要的作用，调节植物神经，焦虑、惊恐障碍得到明显改善。

【心理】 心理治疗师的心理教育和适当的暴露疗法对她理解惊恐障碍是有效的，作用疗法和放松训练帮助患者克服急性焦虑，切断焦虑的恶性循环。

【社会】 医务社工帮助患者了解自身需求，挖掘自身潜能，多做有助于自身放松、康复的活动。对于家庭支持系统的干预，使患者得到丈夫的理解和支持，帮助患者减轻了照料老人的压力。

附：惊恐障碍的诊断和治疗

（一）国际精神与行为障碍分类 ICD-10F41.0 惊恐障碍（间歇发作性焦虑）

基本特征是严重焦虑（惊恐）的反复发作，焦虑不局限于任何特定的情境或某一类环境，因而具有不可预测性，突然发生的心悸、胸痛、哽噎感等是常见症状，同时出现害怕会死亡，失去控制或发疯，发作持续数分钟或更长时间。处于惊恐发作的患者常体验到害怕和植物神经症状的不断加重，致使患者迫切逃离所在场所，且以后也回避这些场所，一次惊恐发作常继之以持续性的害怕再次发作。诊断惊恐发作要先排除恐怖的诊断，惊恐障碍可继发于抑郁障碍，如果同时符合抑郁障碍的标准，不应把惊恐障碍作为主要诊断。

确诊应在一个月之内存在几次严重的植物性焦虑：

发作出现在没有客观危险的环境；

不局限于已知的或者可预测的情境；

发作间期基本没有焦虑症状（尽管预期性焦虑常见）。

包含：惊恐发作，惊恐状态。

（二）美国精神障碍诊断与统计手册 DSM-5 惊恐障碍

反复出现不可预期的惊恐发作。一次惊恐发作是突然发生的强烈的害怕或者强烈的不适感，并在几分钟内达到高峰，发生期间至少出现下列 4 项及以上症状。

① 心悸、心慌或者心率加速。

② 出汗。

③ 震颤或发抖。

④ 气短或窒息感。

⑤ 哽噎感。

⑥ 胸痛或胸部不适。

⑦ 恶心或腹部不适。

⑧ 感到头昏、脚步不稳、头重脚轻或昏厥。

⑨ 发冷或发热感。

⑩ 感觉异常（麻木或针刺感）。

⑪ 现实解体（感觉不真实）或人格解体（感觉脱离了自己）。

⑫ 害怕失去控制或"发疯"。

⑬ 濒死感。

至少在一次发作之后，出现下列症状中的 1~2 种，且持续一个月或更长时间：

① 持续地担忧或担心再次惊恐发作或其结果（如失去控制、心肌梗死、"发疯"）。

② 在与惊恐发作相关的行为方面表现显著的不良变化（例如，设计某些行为以回避惊恐发作，如回避锻炼或回避不熟悉的情况）。

这种障碍不能归因于某种物质（如滥用毒品、药物）的生理效应，或其他躯体疾病（如甲状腺机能亢进、心肺疾病）。

这种障碍不能用其他精神障碍更好地解释（例如，未特定的焦虑障碍中，惊恐发作不仅仅表现于对害怕的社交情况的反应；特定恐怖症中，惊恐发作不仅仅表现于对有限的恐惧对象或情况的反应；强迫症中，惊恐发作不仅仅表现于对强迫思维的反应；创伤后应激障碍中，惊恐发作不仅仅表现于对创伤事件的提示物的反应；分离焦虑障碍中，惊恐发作不仅仅表现于对与依恋对象分离的反应）。

惊恐发作不是精神障碍，也不能被编码。

目前认为药物合并心理治疗的疗效优于单一的药物治疗或心理治疗。

案例 2：
运用优势视角对卒中后抑郁患者的联合干预

男性患者，65 岁，因"脑卒中后遗症"入住我院神经内科行康复治疗。住院期间反复表达对肢体麻木僵硬、行动困难的绝望与沮丧，情绪低落，对康复治疗没有信心，对今后的生活绝望。医生团队经过初步讨论，将该病例提交为心身医学联合干预案例，由多学科医疗团队共同评估及治疗。

一、心身医学多学科联合干预

（一）医疗团队干预过程

1. 病例简介

陈××，男，65 岁，因左侧基底节出血，遗留右侧肢体活动障碍 5 年，加重 1 周入院。患脑出血后，遗留右侧肢体活动障碍伴有麻木、僵硬，可以挂拐行走及如厕，但不能胜任洗衣、做饭等家务。患者一直间断住院康复治疗，并反复寻求其他治疗方法，如在其他医院行"神经干细胞移植"和"注射肉毒素"治疗等，效果均不佳。由于疾病后照料问题，家属曾将其送养老院半年，后患者自己要求回家康复。因感到拖累家人，曾两次自杀未遂。入院前 1 周患者自觉右侧肢体活动障碍、麻木、僵硬较前加重，行走更加困难，再次入住我院行康复治疗。

【既往史】 高血压病史 10 余年，脂代谢异常病史 2 年，未规律服药治疗。睡眠障碍 5 年，睡眠 3~4 小时，早醒，现口服"氯硝西泮"，睡眠 5~6 小时。

【个人史】 生于本地，大学文化，31 岁结婚，育有 1 子，退休。吸烟、饮酒史 30 余年，戒烟、戒酒 5 年。

【家族史】 父母均已去世，父亲患高血压，因"贲门癌"去世，母亲患高血压、痴呆，因脑血管病去世。胞三行二，哥哥和弟弟身体健康。否认家族遗传性疾病史，否认家族性精神病病史。

2. 体格检查

【内科查体】 Bp140/80 mmHg。双肺呼吸音清，未闻及干湿啰音。心界不大，心率 72 次/分，律齐，未闻及心脏杂音。腹软，无压痛。双下肢无浮肿。

【神经系统查体】 神志清楚，言语流利，高级皮层功能正常。双侧瞳孔等大等圆对称，对光反射灵敏，双眼各方向运动充分，未及眼震。右侧鼻唇沟变浅，伸舌居中，右上肢挛缩屈曲畸形，右上肢上抬、内旋、内收均受限，右上肢近端肌力Ⅲ级，右上肢远端肌力Ⅱ级。右手骨间肌萎缩，右下肢屈髋、屈膝尚可，右下肢肌力Ⅳ级，右足背屈力弱，右足内翻内旋，右侧肢体肌张力升高，踝阵挛（+），右侧巴氏征（+）。左侧肢体肌力肌张力正常。右侧面部及肢体皮肤针刺觉减退，右侧指鼻试验、跟膝胫试验不能配合。

【精神科查体】

一般表现：轮椅推入病室，意识清晰，仪表整洁，检查合作，注意力集中，能正确回答问题。

情感反应：担心自己病情，对康复治疗没有信心。在谈到生活中的负面事件，如"夫妻感情不好，正在办理离婚手续""自己患病，不能生活自理"时，觉得很痛苦，情绪低落。

精神运动：主动言语，无特殊姿态及异常举动。

感知觉：无幻视、幻听，无错觉及感知综合障碍。

言语及思维内容：言语清楚，回答切题，未发现联想障碍。无嫉妒、被害妄想。

智力：计算力、记忆力、定向力及自知力正常，分析与综合能力正常。

【辅助检查】 头颅 CT 显示左侧基底节区软化灶；TCD 显示左侧颈内动脉终末端、大脑中动脉轻度高流速，左椎动脉低流速；生化异常指标包含胆固醇（CHO）4.15 mmol/L，低密度脂蛋白（LDL）2.30 mmol/L，同型半胱氨酸（HCY）19.8 μmol/L。SAS 40 分，SDS 56 分。

【诊断】

卒中后抑郁；

脑出血后遗症期；

高血压病 3 级　极高危；

高同型半胱氨酸血症；

脂代谢异常。

【治疗方案】

脑卒中二级预防；

给予舍曲林 100 mg/qd，氯硝西泮 1 mg/qn 抗抑郁、改善睡眠治疗；

康复治疗；

转介心理咨询师和医疗社工综合干预治疗。

3. 识别—筛查—评估—诊断—联合会诊—治疗

【识别】　根据患者情绪、睡眠、兴趣、关系等识别患者共病心身问题。

情绪：一方面由于脑出血后遗症导致生活自理困难，同时对康复等治疗未达到自己的预期导致失望，另一方面与妻儿的关系，让患者感到孤独，情绪低落。

睡眠：5 年前脑出血后即出现睡眠障碍，一直服用安定类药物维持睡眠。

兴趣：过去患者喜欢下围棋，现在没有任何兴趣。

关系：只与弟弟一家联系较多，与妻儿关系紧张且疏远，与同事、朋友等无联系。

【筛查】　与患者访谈及利用 SAS、SDS 量表筛查，评分分别为 40 分和 56 分，提示抑郁状态。

【评估】　通过访谈等了解到，患者患脑卒中后逐渐出现肢体肌张力增高，严重困扰患者，此外还面临离婚问题，夫妻关系不和、亲子关系疏远、社会支持缺失等多方面负面影响，出现情绪障碍，自杀行为。患者反复强调自己的躯体不适，过度关注自己的病情，尚未能接受带病生存的现状，对今后的生活感到绝望，行为认知偏颇，等等，是导致发病的心理社会因素。

【诊断】　依据临床症状及检查、访谈评估等，根据国际精神疾病分类第 10 版（ICD-10）、美国精神障碍诊断和统计手册第 5 版（DSM-5）、中国精神障碍分类及诊断标准（CCMD-3）、《卒中后抑郁临床实践和中国专家共识》等做出临床诊断。

定位诊断：右手握力Ⅲ级，右侧上肢肌力Ⅱ+级，右侧下肢肌力Ⅳ级，右侧巴氏征（+），考虑左侧皮质脊髓束受损；右侧鼻唇沟变浅，考虑左侧皮质脑干束受损。右侧面部及肢体皮肤针刺觉减退，考虑左侧三叉丘系和脊髓丘脑束受损，结合头颅 CT 结果，综合定位于左侧基底节区。

定性诊断：高血压病史及长期、大量吸烟等动脉硬化的危险因素，5 年前曾患脑出血，遗留右侧肢体活动障碍、僵硬、麻木。此次因症状加重 1 周入院。查体肌力较前无明显变化，肌张力明显增高，肌阵挛明显。头颅 CT 显示左侧基底节区软化灶，故定性为脑出血后遗症所致。

访谈中发现患者脑出血后渐出现情绪低落、兴趣缺失，乐趣丧失，并且伴有悲观失望、自我评价低、自杀行为、睡眠紊乱，入睡困难及早醒等问题，结合患者的疾病史、生活事件、焦虑抑郁量表评分等，考虑脑卒中后抑郁（PSD：Post Stroke Depression）诊断成立。

【转诊及治疗】 转介心身医学团队由医生、心理治疗师和医务社工联合干预治疗。在药物治疗方面，建议停用舍曲林、氯硝西泮，改为米氮平改善躯体不适症状及缓解睡眠。

（二）心理治疗师干预过程

1. 问题评估

【疾病适应问题】 部分生活需要他人照料，面对自己的身体失能，患者不愿接受，期待通过康复治疗达到以前的状态。

【情绪困扰】 一方面，患者对康复寄予很高的期待，不能认识到医学的局限性，当康复效果不明显，患者有强烈的失落感，情绪日渐低落。另一方面，亲密关系和亲子关系疏离，感情渐淡，目前正在办理离婚手续，无法获得家人的情感支持和照护支持。

【生活照料问题】 涉及自己的财产及今后的胞弟一家照料问题。

2. 咨询方法

咨询技术以支持性心理治疗及理性情绪疗法为主导，

辅以积极心理治疗。

首次咨询为评估式会谈，了解患者对心理咨询的认知，向患者介绍心理咨询主要内容及心理咨询工作原则，评估患者精神状态，应激事件对躯体的影响等，建立咨询关系，确立咨询目标。

3. 咨询目标

了解心理生理及社会因素对疾病的影响；掌握放松技术，学习与疾病共处；通过理性情绪疗法，纠正错误认知。

4. 咨询过程

【健康宣教】 关于疾病与康复知识宣教，了解脑损害部位与肢体功能的关系；康复治疗的最佳时机；心理因素、家庭社会事件与疾病的关系；医学的局限性等。

【建立咨询关系】 利用倾听、共情、积极关注等技术，与患者建立起良好的咨询关系。

【放松训练】 指导患者呼吸放松、渐进性肌肉放松、冥想放松等减压放松技术。

【理性情绪疗法】 与患者共同梳理客观事件、个体认知对情绪与行为的影响过程。运用艾立斯理性情绪疗法ABC理论，启发患者找到"A、B、C"。

"A"刺激性事件：因"脑出血"生活不能完全自理，夫妻关系不好，妻子不照顾自己；

"B"个体对事件的看法、解释和评价："我觉得自己是个没有用的人""我的生活现在过得没意思""如果我死了别人会生活得好一些"；

"C"个体的情绪和行为反应的结果：尽快离婚，把房子过户给侄子，以后由弟弟一家照顾生活。宁可快乐生活 30 年而死，也不愿痛苦地活到 100 岁。

通过 ABC 选项，引导患者学习与疾病理性共处，积极康复训练仍可找到平衡，继续自己的围棋爱好等，并与患者讨论为自己的兴趣等设定一个小目标，尝试在病房组织的小组活动中做志愿服务等。

（三）医务社工干预过程

1. 社会心理状况评估

【家庭成员及其关系】　原生家庭相处融洽，新生家庭关系疏离。

家谱图如下：

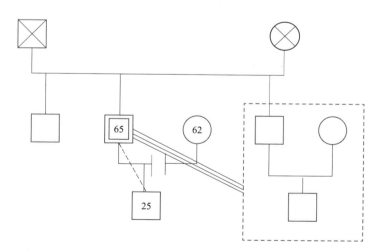

父母已故，兄弟 3 人相处融洽。哥哥居住地离患者较远，平素多由弟弟、弟妹和侄子照顾。

与妻子在下乡时相识结婚，育有一子。因为育儿方式和兴趣爱好的差异，夫妻经常争吵，交流逐渐减少。儿子上学后，妻子带着儿子搬至另一个学区，至今，夫妻分居近 20 年。5 年前患者患病无法完全自理，妻子将其送入养老院半年，陈先生感觉自己当时"像是蹲监狱一般"，强烈要求回家。患者认为自己生病没有得到妻子的照顾，故提出离婚，双方僵持在妻子提出的"60 万元青春损失费"而未达成一致。患者与儿子之间的感情也很疏远，甚至无法回忆起儿子的容貌。

【心理状况】　5 年前患病后出现悲观厌世，情绪低落、睡眠障碍、早醒，对任何事情都毫无兴趣。认为自己是废人，是别人的累赘，觉得死了是解脱，曾两次自杀未遂。

【经济状况】　国企退休职工，退休工资不高。有医疗保险，自己有一套父母留下的小房子，尚能维持目前的生活和医疗需求。

患病以后仅居委会工作人员在节假日上门慰问。

【社会交往情况】　性格内向，鲜少出门，与朋友、街坊、同事均无联系，除了过节时弟弟会来接自己外出聚餐，基本不出门，弟弟一家定期来送饭、做家务。偶尔在家里拄着拐杖来回走走，或在电脑上玩围棋，听听音乐、评书。

2. 社会心理问题诊断

【疾病适应问题】　因脑出血后残疾，患者一直不能接受现实，对康复寄予很高的期待，并将主要的注意力放在康复治疗上，但康复效果不明显，导致患者极度失落，情绪越发低落。

【生活照料问题】 脑卒中后无法完全自理，需要他人照料。但患者出院后一直独居，与妻儿关系不好，无法得到妻儿的照顾和支持。无经济能力请护理人员。其兄弟，在患者生病时可以提供及时的协助，如就诊、做饭等，但各自都有自己的家庭和工作，无法全力支持他。目前，只是等待弟弟一家抽空照顾自己的饮食起居，基本生活需求亦无法及时获得满足。

【孤独、情绪困扰】 与妻子、儿子分居多年，关系疏远，来往少，正在办理离婚手续。与朋友、同事等基本无联系，大多数时间一个人生活，没有互动、交流。与社区工作人员及邻居均来往少，缺乏社区正式与非正式支持。

【离婚补偿及房产问题】 妻子接受离婚要求，前提是患者需支付一定额度的精神损失费用，补偿自己多年的付出，患者认为非常不合理，自己病后未得到妻子的照顾，妻子并未尽到义务，且儿子也一直未参与到患者疾病治疗与照顾中。弟弟提出，今后照顾患者，让患者将房子过户给侄子，弟弟出精神损失费给患者前妻。患者尚未决定。

3. 医务社工干预

【理论依据】 优势视角理论。协助患者链接资源，从生理、心理层面增强其应对困境的能力。

【干预目标】　改变疾病认知，适应疾病与当前角色；链接资源，为患者提供心理、生理支持。

【干预过程】

家属会谈：在征得患者同意后，社工电话联系其妻子，了解其妻子关于婚姻关系的态度，介绍患者目前状况和出院照顾及康复问题。其妻子说出冲突缘由及多年来的委屈感受，认为患者不体贴自己，不关心儿子。现在自己也病痛缠身，无力承担照顾责任。她同意离婚，但除了按照市场价均分房产外，患者还要支付"60万元青春损失费"。社工倾听并理解患者妻子多年来的不易与委屈感受，及其对家庭的付出，同时澄清社工与患者互动以来了解到的信息，例如患者每想到儿子时泪流不止，电脑里保存了很多儿子中学时期的照片。妻子听后突然沉默了，没有再表达不满情绪。

与弟弟、弟妹访谈：弟弟、弟妹表示会安排患者出院及居家照顾事宜，但因为自身精力有限，只能定期安排饮食和家务问题，大部分时间患者独处。

社区走访：社工走访患者所在社区居委会，向居委会工作人员介绍患者目前的需求。工作人员表示清楚患者的病情，关于照护问题，可以协调社区的志愿者资源，定期对患者进行探访。

同伴支持-病友主题活动：以端午节为契机，社工组织了一场将康复知识融入游戏中的主题活动，并邀请患者担任某一个游戏环节的现场负责人。作为义工，患者会考虑到其他病友身体的特殊性，故意给病友"放水"而顺利通过。在游戏过程中，患者也通过自己的努力获得了奖品。在分享活动感受环节，患者表示这些游戏活动看似简单，对于脑血管疾病康复患者，实则需要付出更多努力。患者也意识到康复不能一蹴而就，立竿见影，需循序渐进。活动后，患者主动与病友打招呼，交流。

社会工作中的个案工作以"人在情境中"为理念指导，把个人视为社会环境中的个人，目的是帮助人与人或人与环境的适应遭遇困难的个人及家庭，恢复、加强或改造其社会功能，增进服务对象与周围环境或者他人之间的和谐。

干预过程中，社工采取主动性倾听、接纳、同理心等技巧引导患者描述造成家庭关系现状的原因和发展过程，提供情绪宣泄的机会，让患者的情绪自然流露出来，减轻内心冲突。同时社工基于优势视角，通过鼓励患者服务其他病友、发掘他的兴趣爱好来建立并增强其自我认同感，改善患者的人际交往。

二、随访

患者出院一周后，社工进行电话随访。患者很激动地告诉社工，成功与妻子办理了离婚，妻子终于松口不要精神损失费。妻子提到将与社工会谈的内容告知了儿子，儿子劝母亲好聚好散。办完离婚手续后，患者觉得拖了这么久的事情终于解决了。当下最重要的事是努力进行康复训练，定期随诊。

患者出院一个月后，社工与康复师一起进行家访。患者每日在家中客厅坚持拄拐行走四个来回，对手部精细动作及四肢的锻炼动作尚未掌握标准要领，康复师进一步示范指导。在日常生活方面，患者弟弟、弟媳会定期照顾其饮食起居，每周有志愿者来探访聊天，平时患者会在电脑上下围棋。与妻子办理离婚手续之后，未再与妻子和儿子联系，患者表示希望各自安好。

三、反思

【个案人格特质】 因为个案自助能力有限，且喜好安静的环境，在社会功能恢复方面，干预效果并不明显。

【政策方面】 虽然本院医务社工已联系个案所居住社区社工，但社区仍缺乏专业的康复资源和针对残障群体的活动空间，社区环境对于脑血管疾病患者的预后及康复尚不完善。

【医疗反思】 多学科团队干预体现了对患者躯体、心理、社会全人关注、治疗及康复，收到很好的效果，但可持续性及覆盖范围存在问题，目前的医疗体制、人员编制、收费问题等难以解决。

附：卒中后抑郁（PSD）

脑血管疾病是一组发病率高、致残率高、病死率高的疾病，焦虑抑郁状态是脑血管疾病最多见的精神障碍，两者之间有极为密切的关系。据报道，脑卒中后焦虑抑郁的发病率高达 32%~70%，多发生在脑卒中后 2 个月至 1 年，脑损害部位以左额叶、基底节为多。

卒中后抑郁是指发生于卒中后，表现出卒中症状以外的一系列以情绪低落、兴趣缺失为主要特征的情感障碍综合征，常伴有躯体症状。国际精神疾病分类第 10 版（ICD-10）把 PSD 归入"器质性精神障碍"，美国精神障碍诊断和统计手册第 5 版（DSM-5）把其归入"由于其他躯体疾病所致抑郁障碍"，中国精神障碍分类及诊断标准（CCMD-3）把其归入"脑血管病所致精神障碍"。PSD 可以发生在脑卒中的各个阶段，近期报道 PSD 在卒中后 5 年内的综合发生率为 31%。

（一）卒中后抑郁临床实践和中国专家共识

至少出现以下 3 项症状（同时必须符合第 1 项或第 2 项症状中的一项），且持续 1 周以上。

①经常发生情绪低落（自我表达或者被观察到）；

②对日常活动丧失兴趣，无愉快感；

③精力明显减退，无原因的持续疲乏感；

④精神运动性迟滞或激越；

⑤自我评价过低，或自责，或有内疚感，可达妄想

程度；

⑥缺乏决断力，联想困难，或自觉思考能力显著下降；

⑦反复出现想死的念头，或有自杀企图或行为；

⑧失眠，或早醒，或睡眠过多；

⑨食欲不振，或体重明显减轻。

症状引起有临床意义的痛苦，或导致社交、职业或者其他重要功能方面的损害。

既往有卒中病史，且多数发生在卒中后 1 年内。

排除某种物质（如服药、吸毒、酗酒）或其他躯体疾病引起的精神障碍（例如适应障碍伴抑郁心境，其应激源是一种严重的躯体疾病）。

排除因其他重大生活事件引起的精神障碍（例如离丧）。

备注：如果患者出现了 5 个以上的症状，且持续时间超过 2 周，我们可考虑为重度 PSD。

（二）社会工作优势视角理论

优势视角（Strength Perspective）是由美国堪萨斯大学社工学院丹尼斯·塞勒伯教授（Dennis Saleebey）在《优势视角：社会工作实践的新模式》一书中提出来的，与问题视角相对应，指助人者在面对服务对象时，应立足于发掘、探寻及发挥服务对象及其家庭甚至社区的优势、潜能和资源，而非问题本身，帮助服务对象实现目标，实现梦想，让他们有能力面对自身生命中的挫折，应对社会主流的控制。

优势视角包括两个核心概念，一个核心概念为抗逆力，又称复原力，即在逆境中生存的能力。每个人都有一定的潜能和资源，个体的能力包括三个方面，即情绪能力，个体运用他人的协助，与他人建立关系并表达情绪的能力；智能能力，个体认清并理解当前处境的能力及沟通能力等；身体能力，个体身体健康和体能允许其解决问题，避免心有余而力不足。优势视角的另外一个核心概念为增能（empowerment），也译为增权。个体在面临困境、出现无力感时，其所处的环境往往也出现了问题，并不能让个体将潜能发挥出来，助人者需协助个体、家庭或社区增强其原有力量，令其更有能力应对困境。

案例3：
癔症，"外感"引起的身体不适

患者刘×，女，56岁。是由神经内科医生转过来会诊的患者。

医生：有什么不舒服吗？

患者：（绘声绘色地描述）头不舒服，先是头揪着，然后头不能碰，像碰铁丝一样，同时腿软，哎呀，愁死我了，我要用凉水泼头。昨天我和大夫提出要针灸，结果给我做的针刀，感觉非常不好。

医生：这种情况以前有吗？

患者：11年前有过，那时候我犯更年期，感到闷得慌，难受，没办法，就半夜起来闭着眼擦地。擦完地要洗衣服，一拿衣服腰动不了了，怎么都不好。后来，亲家帮忙找了个野大夫，给我按摩，结果更重了，皮肤像注水一样，疼痛难忍，夜里睡不着觉还是擦地。

医生：能具体说说11年前的发病过程吗？

患者：就是生了点气，晚上吃饭时突然头痛，然后就憋气，抽风，双手抽，不自主地哭，头痛得不敢碰。

医生：那时没去医院看看？

患者：看呀，怎么能不看呢，还做心电图了，涂膏处起泡，后来我就用手揪，再用凉水冲。

医生：11年前家里和单位有什么事情发生？

患者：没有什么事，那年儿子结婚了。

医生：他们结婚跟你们一起住吗？跟儿子、儿媳相处好吗？

患者：我们都住一起，相处得很好，儿子曾提出要出去住，我不同意，我就一个儿子，这不白养了吗？

医生：去医院看后，病治好没有？

患者：打针、吃药不抽了，但头疼，憋气不好，睡不着觉，就半夜起床干活，累得"腰脱了"，又开始治疗"腰脱"。家里人就说我"外感"了，得找人给我收收。

医生："外感"是怎么回事？

患者：就是生病之前的几天，我下楼遛弯时碰上三楼有人在烧纸，回家后我就感到不舒服，憋得慌，含速效救心丸，要不就憋死了。

医生：收好了吗？

患者：收完好了几天，后来又犯病，看了三家医院，在最后一家医院吃"黛力新、佐匹克隆"，同时扎针灸，大概一个月后就好了，怎么好的，不知道。

医生：后来儿子、儿媳出去住了吗？

患者：没有啊，儿媳怀孕还要我照顾呢，后来有了小孙女，一直是我带大的。

医生：这次发病是什么情况？

患者：这次是我舅母死了，我回家时，感到有个人一闪，像是听到一声锣声，我自己想，又"外感"了。针灸不好，就又找人收了，收了以后感到特好，但走到卖驴肉的地方，感到肩膀特疼，我认为是没收好。

医生：你们家人信这个吗？

患者：都信，我妈妈在我 7 岁时曾经跳起来，爸爸找人给妈妈扎针，收好了。我大哥和我大嫂一打架，我大嫂就犯病，一犯病就不干活，总说找人收就好。我们居住的地方从不间断这样的事。我父母告诉我，晚上 10 点以后回来，到缸和镜子前照照。

医生：这么说，你们家人、街坊、朋友们都信这个。

患者：是的。

医生：这次发病家里有什么事吗？你还工作吗？

患者：我退休了。这次家里也没什么事，就是儿子提出要让我换房子，把一个三居室换成两个两居室的房子，他们要出去住。

医生：你不愿意让他们出去住？

患者：是呀，我就这么一个儿子，也只有一个孙女。

医生：你对这病的认识有些问题，你看你是更年期出现的，更年期内分泌一乱，家里有点事想不开，就出现症状了，那跟附体有什么关系呀？应该到医院看病吃药。

患者：我吃过药，我住院时大夫领我到心理科找医生，然后给我一片药，我吃了，也没好。

医生：但是你没有坚持治疗啊。

患者：嗯，是的。有时候没办法了就去试试这个土方法，我们当地好多人都去收。

医生：但是你收完也没用啊，这不，又住院了。这是从众心理，有些人容易被暗示。这样吧，我们商量一下，给你一个"招"，让你不那么难受，但是否接受由你决定，我们可以用药物、心理、社工联合治疗，但你要从心理上认可，心理作用是很强大的。我们不信迷信，但是我们了解迷信对人体的影响，我们有相关的研究。我们见到的都是大师没"收"好的，这些没收好的，最后都是在我们这儿治好的。

患者：那太好了，我一定试试。

医生：那你要坚持治疗，需要治疗一段时间。

患者：好的好的。

与患者接触过程中，患者表情夸张，具有表演性，回答问题有时候"答非所问"，言语及行为做作。

一、心身医学多学科联合干预

刘×所患疾病是分离（转换）性障碍，过去叫"癔症"或"歇斯底里"发作，好发于农村，以青中年女性发病居多，多发于文化程度较低，社会经济发展落后的地区。"癔症"发作的患者常见于基层医院急诊科和内科。是由精神因素刺激导致内心冲突、情绪激动而发病。这些精神刺激往往是患者个人无法解决的问题或者是内心冲突所引起的不愉快情感。

"癔症"有两种表现形式，转换型和分离型，而刘×是以转换型表现为主，是精神因素或者创伤的体验转化为躯体症状。ICD-10 中编码为 F44 分离（转换）性障碍。DSM-5 分离障碍为独立的疾病分类，而转换障碍（功能性神经症状障碍）归类为躯体症状及相关障碍的疾病分类中。值得一提的是 ICD-10 编码不仅包括 DSM-5 的分离障碍，还包括 DSM-5 的转换障碍。

（一）医疗团队干预过程

1. 病例简介

中年女性，56 岁，已婚，退休，因"头痛伴有躯体不适 11 年，加重半月"入院。患者 11 年前常于生气或劳累后出现头痛、憋气，身体不适，有时伴有双手抽搐，头痛呈钝痛，顶枕部明显，向额部及双侧太阳穴处放射，有时伴有血压增高，无恶心、呕吐，曾于我院就诊，考虑"焦虑抑郁状态"，给予黛力新、盐酸舍曲林改善焦虑抑郁症状等治疗后好转出院，后患者自行停药，上述症状仍于情绪激动后间断发作。半月前患者再次出现头痛发作，遂于门诊收入我科。自发病以来睡眠欠佳，饮食尚可，二便正常，体重无明显变化。

【既往史】　甲状腺腺瘤病史 2 年，睡眠障碍 10 余年。间断出现入睡困难、多梦、早醒，有时夜间只睡 2~3 小时，间断服用舒乐安定。50 岁绝经时出现多汗、心烦，易激动症状，目前仍有多汗症状。

【个人史】　生于本地农村，中学文化，23 岁结婚，夫妻关系融洽，育有 1 子，已婚。45 岁退休。年轻时好强，脾气急躁，自认开朗，健谈，做事干练，平素比较喜欢整洁，家务活都由自己干，与同事、邻居关系融洽。

【家族史】　否认家族遗传性疾病史，否认家族性精神病病史。

2. 体格检查

【内科查体】　Bp140/80 mmHg。神清，查体合作。颈软，无抵抗，甲状腺Ⅰ度肿大，双肺呼吸音清，未闻及干湿啰音。心界不大，心率 66 次/分，律齐，未闻及心脏杂音。腹软，无压痛。双下肢无浮肿。

【神经系统查体】　神志清楚，言语流利，能正确回答问题，双侧瞳孔等大等圆对称，对光反射灵敏，双眼各方向运动充分，未及眼震。双侧鼻唇沟对称，示齿口角不偏，双侧软腭抬举可，咽反射存在，伸舌居中。四肢肌力Ⅴ级，肌张力正常，双侧膝腱反射（＋＋），双侧巴氏征（－）。双侧皮肤针刺觉正常对称。双侧指鼻试验及跟膝胫试验稳准，Romberg 征（－）。

【精神科查体】

一般表现：意识清晰，仪表整洁，检查合作，注意力集中，能正确回答问题。

情感反应：担心自己病情。

精神运动：主动言语，言语及行为做作。

感知觉：无幻视、幻听，无错觉及感知综合障碍。

言语及思维内容：言语清楚，回答切题，未发现联想障碍。无嫉妒、被害妄想。

智力：计算力、记忆力、定向力及自知力正常，时间、地点定向力正常，分析与综合能力正常。

【辅助检查】

甲状腺彩超：甲状腺右叶下极可见 0.6 cm×0.3 cm 的低回声，边界清，其内未见明显血流信号。甲状腺功能：总T3 0.96 ng/ml（正常 0.58~1.59 ng/ml），TSH 1.45 uIU/ml（正常 0.35~4.940 uIU/ml）。余项检查无异常。SAS 63.75 分，SDS 48.75 分。

【诊断】

分离转换障碍；

甲状腺腺瘤。

【治疗方案】

健康教育；给予劳拉西泮 0.5 mgQN 改善睡眠；转介心理咨询师和医疗社工综合干预治疗。

3. 识别—筛查—评估—诊断—联合会诊—治疗

根据患者的夸张、做作及表演性的言语及行为，两次发病皆因为儿子要出去生活等事件而出现头痛，腿抖、抽搐等症状，患者出生于农村、文化程度较低，当地盛行"外感"及"收一收"的习俗，临床检查无明确的躯体疾病等，考虑诊断为"转换障碍"，即"癔症"。

该患者的情况带有精神病性色彩，内感性不适。述情障碍、自我觉察障碍是其主要特点，可能与家族及当地的文化有关。患者生活在农村，家里及村里经常有"外感""鬼神附体"的人出现，而当地也盛行找人"收一收"，互相之间也传递着"收了"之后的效果，这样的文化背景也让患者更加深信不疑。而这些"外感"的人，大多数不直接表达自己诉求，通过"外感"达到了自己希望的结果（继发获益），于是"外感"不断地发生。

典型的"癔症"临床表现特点是发作性、表演性、自我中心性。多在有精神刺激后出现症状，有些事情不便表达，而以各种症状表现出来。

这类人的人格特征被称为"癔症人格"，其性格的主要特点为：①表演性人格特征：其表现为情绪波动大，不易控制；容易感情用事，表情夸张，言语行为幼稚且戏剧化，情感肤浅。②文化水平低，迷信观念重。③自我中心性：不断地追求刺激，以寻求周围人的注意。④高度的暗示性：容易受周围人和环境的暗示，也容易自我暗示。⑤丰富的幻想性：想象丰富甚至以幻想代替现实，总是有意无意地扮演幻想中的角色，可有幻想性谎言。⑥青春期或更年期的女性较一般人更易发生"癔症"。

治疗上采取综合治疗，药物治疗配合心理治疗。可以根据患者的症状选择抗焦虑药物或抗抑郁剂，甚至一些抗精神病药，如奥氮平，喹硫平等，严重的或治疗效果不好的需转专科医院治疗。心理治疗常用暗示疗法：先利用言语暗示做好铺垫，然后可以用一些方法，如针灸（多选择强刺激穴位）、静脉注射 10% 葡萄糖酸钙会产生温热感，以起到暗示疗效的目的。也可以考虑催眠治疗。

医生团队充分讨论病情，给予舍曲林 50 mgQD，劳拉西泮 0.5 mgQN，同时进行细致的健康教育，澄清疾病的生物—心理—社会基础，非"外感"所导致，要科学地治疗疾病。同时，转介心理治疗和医务社工联合干预。

（二）心理治疗师干预过程

1. 案例评估

刚与患者接触时看到 56 岁的女性，穿着大粉花的衣服，梳一个扎得很高的马尾头，感觉与年龄很不协调。与其交谈时赘述的语言和夸张的表情让人不想再听下去。进一步了解患者生于当地农村，初中文化，自述是家中比较聪明的孩子，会说话，与兄弟姐妹及双方父母关系亲密。与同学、邻里、朋友相处和谐。23 岁结婚，育有一子，儿子大学毕业，在"大公司"工作。目前患者与丈夫及儿子、儿媳、孙女一家五口共同居住。

患者一直能够掌控家庭，两次发病均是因为家庭结构要失控。第一次发病是儿子结婚提出要出去住；本次发病是儿子提出把大房子卖掉，换两个小房子分开住。"外感了""生病了"都能够让失控得到控制，这也是继发获益的一部分表现。患者很少提及丈夫，述丈夫是老实人，做临时工，似乎丈夫是隐形的，而在母亲心中儿子代替了丈夫，是她可以依赖的靠山。

2. 干预过程

个案访谈 3 次，评估发病的诱发事件及患者的应对模式；通过访谈引导患者认识自己，探讨应对方法。同时进行心理教育，从杜瓦尔（Duvall）家庭生活周期 8 阶段的角色、责任和需求，让患者理解现阶段自己的角色和子女的需求；此外，进行放松训练和催眠治疗。

（三）医务社工干预过程

问题评估。评估患者的家庭、社会支持系统，寻找患者的需求和困惑。

认同和肯定患者对家庭的付出，同时建议其学会放手，给儿子、儿媳也给自己"自由空间"，患者对此表示认同，愿意尝试去做。

小组活动。玩扑克比赛、放松操训练等，通过放松活动缓解患者的躯体症状。

（四）会诊后团队干预

【暗示治疗】 联合会诊以后第三天团队进行暗示治疗，首先到病房跟患者交代病情，告知要用一种特殊的方法治疗。这种治疗能够让她的头疼和身体不舒服的症状都得到改善。患者听了以后表示同意，但说要跟她的儿子先打一个电话说一声。我们问"为什么不跟老伴儿打电话呢"。她说老伴儿在上班，坚持给儿子打了电话，儿子同意她接受这个治疗。我们为她静脉注射葡萄糖酸钙，注射的过程中跟她确认是否感到身体发热，头疼是否改善……同时告知晚上要加一种药物，能维持效果（奥氮平）睡前2.5 mg 口服。

【家庭访谈】　暗示治疗后团队约来患者的丈夫和儿子，谈到患者的心理状况及需求，让其丈夫及儿子理解患者，鼓励其儿子再接到妈妈的求助电话时找到合适的理由拒绝，让她去找爸爸，以后让爸爸多陪伴妈妈，让爸爸回归丈夫的角色，做好妈妈的依靠。

（五）中医治疗干预

1. 案例分析

中医情志病学说认为，当长时间的精神刺激或突发的精神创伤超出人体正常生理活动调节的范围时，则会引起脏腑气血阴阳失调及脏腑功能活动失常，从而导致各种疾病的发生。"七情内伤""五志过甚"等均可伤及脏腑而导致疾病发生。《古今医统大全·郁证门》云："郁为七情不舒，遂成郁结，既郁之久，变病多端。"根据患者每次"外感"发作时头痛，感憋气，身体不适，时伴有双手抽搐等典型症状可归属于中医的"郁证"范畴。一是该患者为中年女性，《黄帝内经》云："年四十，而阴气自半"，患者阴血亏虚之体，情志内伤，七情过极，刺激过于持久，超过机体的调节能力，导致情志失调，伤及脏腑。二是患者平素脾气急躁，事事争强好胜，原本肝旺，肝气易结，肝失疏泄，脾失健运，心失所养及脏腑阴阳气血失调而发为郁证。情志不遂，肝失疏泄，患者则感憋闷不适；肝阴不足日久，阴虚无以制阳，风阳内动，则患者出现头痛，双手抽搐表现；疾病日久，暗耗阴血，神失所养则患者表现为全身不适，失眠等症状。

2. 中医诊断

郁证；

肝阴亏虚，风阳内动证。

3. 中医治法

滋养阴精，平肝潜阳。

4. 中医代表方

一贯煎合镇肝熄风汤加减。

5. 总结

郁证初起一般以气、瘀、痰、火等郁为主，临床常见的证型有肝气郁结、气郁化火、血行郁滞、痰气郁结等；而日久易伤正气，气血阴精不足则以虚证为主，临床常见证型有心神失养、心脾两虚及肝肾阴虚证型。临床诊疗时需结合患者个体表现及体质因素辨清虚实。

郁证以情志所伤、肝气郁结为基本病机，因此疏肝理气解郁既是郁证早期的常用治法，也是郁证总的治疗原则。并且理气药的选用，注意忌刚用柔，防香燥耗阴，尤其对久病阴血不足之体，更当谨慎。

郁证一般病程较长，用药不宜峻猛，宜轻灵，苦辛凉润宣通，勿投敛涩呆补，重浊滋腻。在实证的治疗中，应注意理气而不耗气，活血而不破血，清热而不败胃，祛痰而不伤正；在虚证的治疗中，应注意补益心脾而不过燥，滋养肝肾而不过腻。

应充分发挥中医药治疗本病证的优势，同时注重精神治疗的重要作用。在"癔症"发作时，可根据具体病情选用适当的穴位进行针刺治疗，并结合语言暗示、诱导，对控制发作，解除症状，常能收到良好效果。一般病例可针刺内关、神门、后溪、三阴交等穴位。若伴上肢抽动者，配曲池穴、合谷穴；伴下肢抽动者，配阳陵泉穴、昆仑穴；伴喘促气急者，配膻中穴。

二、随访

患者治疗后3天出院，定期到门诊复查，半年后丈夫陪患者来门诊复查，说儿子已经去外地工作，目前她状态很好，每天夫妻共同做家务，晚上外出散步，生活很规律。

三、观察与反思

医学健康知识普及中，应强化农村及落后地区百姓的健康教育，引导百姓相信科学，拒绝迷信，正确就医。

做个案心理治疗时，根据患者的情况，及时挖掘家庭、社会资源，帮助患者战胜疾病。

附：分离（转换）性障碍诊断依据

（一）ICD-10 分离（转换）性障碍诊断依据

存在分离性漫游、分离性木僵、出神与附体障碍、分离性运动和感觉障碍等。

不存在可以解释症状的躯体障碍的证据。

有心理致病的证据，表现在时间上与应激事件、问题或紊乱的关系有明确的联系（即使患者否认这一点）。

包含：转换性癔症；转换性反应癔症；癔症性精神病。

不含：诈病（蓄意装病）。

（二）DSM-5 转换障碍（功能性神经症状障碍）的诊断依据

① 1 个或多个自主运动或感觉功能改变的症状。

② 临床检查结果提供了其症状与公认的神经疾病与躯体疾病之间不一致的证据。

③ 其症状或缺陷不能用其他躯体疾病或精神障碍来更好地解释。

④ 其症状或缺陷引起有临床意义的痛苦，或导致社交、职业或其他重要功能方面的损害或需要医学评估。

案例 4：

战胜卒中，你我同行

男性患者，59 岁，由病房转介到心身医学会诊中心。

心身医学多学科联合干预

（一）医疗团队干预过程

1. 病例简介

梁某，男性，59 岁，已婚，退休工人。因"言语不利、右侧肢体活动障碍 1 年，加重伴记忆力减退、情绪低落 4 月余"，门诊以"脑梗死、焦虑–抑郁状态"收入院进一步康复治疗。

患者于 1 年前无明显诱因出现言语不利，右侧肢体活动障碍，诊断为"脑梗死"，经治疗后遗留轻度构音障碍，右侧肢体力弱，右上肢可持物，能下地行走。入院前 4 个月上述症状进行性加重，右上肢不能抬起，右下肢不能站立，伴饮水呛咳，头颅 MRI 示左侧基底节区、放射冠及右侧侧脑室后角新鲜脑梗死，诊断"急性脑梗死"，收入附近医院，予以阿司匹林和氯吡格雷双重抗血小板及活血化瘀等治疗，住院半个月出院。患者于近 4 个月逐渐出现记忆力减退，情绪低落，觉得生活没有意思，烦躁易怒，不配合治疗等情况。此次为寻求康复治疗入院。自发病以来睡眠较差，早醒，二便正常，体重无明显变化。

【既往史】 高血压病史 7 年，冠心病、2 型糖尿病病史 1 年。

【个人史】 生于本地，初中文化，父母均已去世，16 岁工作。55 岁退休。

与妻子育有一女，夫妻关系融洽，女儿已婚，疼爱女儿及外孙，与之关系紧密。

【家族史】 否认家族中其他遗传性疾病及精神疾病病史。

2. 体格检查

【内科查体】 Bp130/80 mmHg，表情淡漠，留置胃管，一般状况尚可，双肺呼吸音清，未闻及明显干湿啰音。心界临界，心率 80 次/分，律齐。腹软，肝脾未触及，无压痛。双下肢无浮肿。

【神经系统查体】 神清，构音障碍，高级皮层功能下降，计算力及记忆力下降，93-7 不能计算，不能说出早餐的食物。右侧鼻唇沟浅，伸舌偏右，咽反射减弱。右侧上肢近端肌力 Ⅱ 级，远端肌力 Ⅰ 级，右侧下肢肌力 Ⅱ+级，左侧肢体肌力 Ⅴ-级，右侧上肢呈屈曲状，肌张力增高，右侧下肢肌张力略高，左侧肢体肌张力正常。右侧肩关节活动受限，手指肿胀，皮温稍低。左侧指鼻试验及跟膝胫试验欠稳准，右侧指鼻试验及跟膝胫试验不能完成，右侧膝腱反射（++），左侧膝腱反射（+），双侧面部及四肢皮肤针刺觉无减退，双侧巴氏征（+）。

【精神科检查】

一般表现：意识清晰，仪表整洁，检查尚合作。

情感反应：表情淡漠，诉每天都高兴不起来，兴趣减退，否认自杀观念及行为。

精神运动：无特殊姿态及怪异动作。

感知觉：无幻视、幻听，无错觉及感知综合障碍。

言语及思维内容：构音障碍，回答问题缓慢，未发现联想障碍。无嫉妒、被害妄想。

智力：计算力、记忆力减退，93-7不能计算，不能说出早餐的食物。定向力及自知力尚可，分析与综合能力下降，回答"一斤铁比一斤棉花重"。

【辅助检查】

头颅MRI：右额、左侧基底节区及放射冠梗死灶，脑内多发斑片状缺血梗死软化灶、脱髓鞘灶（Fazekas2级）。MRA示左侧大脑中动脉M1、M2段管腔狭窄，右侧椎动脉未显示，左侧椎动脉、基底动脉、双侧大脑后动脉多发明显狭窄，局部断续。

心脏彩超：左房稍大，室间隔稍增厚，主动脉窦稍增宽，主动脉瓣少量返流，左室舒张功能减低，左室射血分数61%。经食道超声心动图：主动脉内多发斑块形成，升主动脉及主动脉弓连接处后壁可见混合回声斑块，28.3 mm×5.8 mm，主动脉弓侧壁及上壁多发斑块回声，左房、左室、左心耳未见异常回声，卵圆孔闭合，右心声学造影阴性。

双颈动脉 B 超：双侧颈动脉内膜增厚伴斑块形成，左侧椎动脉内径细（生理性）流速减低，右锁骨下动脉斑块形成。

SAS 38 分，SDS 54 分。MMSE 评分：19 分（初中文化）。MoCA 评分：21 分。Barthel 指数评分：45 分。

【临床诊断】

多发脑梗死（双侧基底节、放射冠）；

双侧颈内动脉系统；

大动脉粥样硬化性斑块；

卒中后抑郁；

卒中后认知障碍；

2 型糖尿病；

高血压 3 级　极高危；

冠状动脉粥样硬化性心脏病。

治疗方案：给予抗血小板聚集，强化降脂稳定斑块，康复功能训练治疗；给予舍曲林 50 mg，每晚一次改善情绪治疗；同时加强卒中的二级预防，并转介心理咨询师和医疗社工综合干预。

3. 识别—筛查—评估—诊断—联合会诊—治疗

【识别】　根据患者情绪、睡眠、兴趣、关系等识别患者共病心身问题。

情绪：情绪低落，觉得生活没有意思，烦躁易怒。

睡眠：睡眠较差，早醒。

兴趣：过去喜欢听歌和养鸟，目前诉每天都高兴不起来，兴趣减退。

关系：近期不与家人交流，与人疏远。

【筛查】　SAS 38 分，SDS 54 分。MMSE 评分：19 分（初中文化）。MoCA 评分：21 分。Barthel 指数评分：45 分。

【评估】　通过访谈等了解到，患者生长在重组家庭，情感脆弱，孤僻胆怯，和他人不交往。构音障碍及躯体功能障碍，使患者产生羞耻感、无望感，不愿与人沟通。记忆力较 4 个月前减退，焦虑紧张，坐卧不安，小便频繁。担心自己的病好不了，担心把妻子累病。这些都是导致发病的心理社会因素。

【诊断】　依据临床症状及检查、访谈评估等，根据国际精神疾病分类第 10 版（ICD-10）、美国精神障碍诊断和统计手册第 5 版（DSM-5）、2017 年中国卒中学会《卒中后认知障碍管理专家共识》等做出临床诊断。

患者波动进展性卒中急性期在外院治疗，按时间顺序阅读 MRI 片可见第一次右额叶、左胼胝体压部梗死，第二次左基底节、右侧脑室后角梗死。主要分布在皮层、皮层下基底节、脑室周围、左胼胝体压部等重要功能脑区，并呈多发区域性梗死病灶，存在大动脉多发狭窄，主动脉弓不稳定斑块，存在卒中与认知障碍间因果关系。病因诊断考虑大动脉粥样硬化性，机制为动脉-动脉栓塞，低灌注/栓子清除障碍。

根据病史、危险因素、临床检查发病 6 个月内，出现近记忆力、计算力、判断力减退，认知筛查 MMSE：19 分（初中文化），MoCA：21 分，Barthel 指数：45 分等诊断卒中后认知障碍：中度痴呆。

根据患者卒中后出现情绪低落，自觉生活没有意思，烦躁易怒；睡眠差，早醒；每天都高兴不起来，兴趣减退；不愿与人交流；SDS 评分 54 分等诊断卒中后抑郁状态。

【转诊及治疗】 针对脑梗死，在目前没有禁忌证的情况下采用双抗治疗。针对卒中后认知障碍和卒中后抑郁药物治疗服用多奈哌齐，舍曲林。同时，加强康复训练，卒中的二、三级预防。转介心身医学团队由医生、心理治疗师和医务社工联合干预治疗。

（二）心理治疗师干预过程

1. 问题评估

【家庭及个人情况】 生于本地，胞四行二，三男一女，父母均已去世，1 岁时生父去世，3 岁时母亲带着患者和哥哥改嫁，与继父生活，弟弟及妹妹为同母异父所生。初中文化，学习成绩不佳。16 岁工作，做搬运工、采购员，后做专职司机，给领导开车，工作态度认真。28 岁结婚，育有一女，妻子退休，女儿已婚且有一 5 岁女儿，疼爱女儿及外孙，与之关系紧密。55 岁退休。在房产拆迁问题上认为母亲分配不公平，感到不愉快，平素与兄弟少有往来。性格忧郁，沉默寡言，胆小怕事，几乎不与同事、邻居来往，遇事不与家人交流。兴趣爱好少，喜欢听歌，养鸟。

【情绪及心理状况】　4 个月前再发卒中后出现记忆力减退，有时记不得女儿的名字。言语障碍，出现焦虑紧张，坐卧不安，躺在床上几分钟便要翻身或坐起来，坐不了几分钟便要躺下，反反复复。小便频繁，担心自己的病好不了，担心把妻子累病。

言语障碍而更不愿与人沟通，治疗师与患者交流时，只对躯体症状的问题简单回答，当治疗师问今天心情怎样，患者不回答，治疗师只好在 5 个手指上画出 5 种表情，让患者指出，但到后来也总指一个手指。（见彩页）

2. 心理干预

【心理干预方法】　支持性心理治疗，沙盘游戏治疗，放松训练。

【心理干预过程】　认真倾听和积极关注患者诉求，帮助患者寻求有效的社会支持，家庭成员的亲情和关心、病友间的互动、医护人员亲切的态度和言语、医务社工和康复治疗师的耐心指导和鼓励，都是支持性心理治疗的一部分。

护士与患者家属共同制订护理计划及短期目标，让患者及家属看到希望，在心理上得到支持。

康复师根据患者的能力从简单到复杂，鼓励患者独立完成，对患者取得的进步给予肯定，让患者体会成功的感觉，树立治疗信心。如入院初期，患者上肢肌张力高，无主动运动，肩痛，手肿明显，需在家属或治疗师辅助下借助步行器行走，平衡能力差，患者依赖性大。一个半月的康复训练后，患者可独立行走，上下楼梯、如厕，肩痛减轻，手肿明显缓解，患者生活自理能力有较明显提高，患者笑容逐渐增多。

利用沙盘游戏治疗和手指操等游戏类项目缓解焦虑，延缓认知障碍的发展。沙盘游戏较少受到语言和文化背景的限制，减少意识干预，更真实反映潜意识行为。患者在最初摆沙盘时，沙具很单一，一个沙发，一把椅子，一辆坦克车，没有人物和动物；第三次摆沙盘时，沙具明显增多，除椅子、沙发等生活必需品外，摆放了 4 个人，与患者核实这 4 个人，患者说是自己和老伴儿、女儿和外孙女，此外还摆放鲜花，狗和小桥等。

另外，利用生物反馈仪和音乐疗法让患者进行放松训练，有助于调节紧张的情绪，消除疲劳，改善睡眠。

【对直接照护者辅导，防止身心耗竭】　给予照料者心理支持，改善照料者的负性认知和不良情绪，防止其身心耗竭。同时为家庭照顾者推荐《他们从未忘记你——为阿尔茨海默病老人制造欢乐时光》一书；尝试更多有效的照顾老伴儿的方法，延缓认知障碍衰退的速度。

（三）医务社工干预过程

1. 问题评估

【认知障碍】　4 个月前因患"脑梗死"后出现认知功能衰退，记忆力下降，有时甚至不记得女儿的名字。

【紧张感】　难以平静下来，住院期间一直由妻子照顾，坐卧不安，小便频繁，担心自己好不了，妻子虽腰疼，亦没办法，只得遵从患者的需求。

2. 干预目标

通过活动缓解患者的认知功能衰退和紧张感；协助患者配合功能康复训练，增强患者的主动性，减轻家属照顾压力。

3. 干预情况

【面谈次数】　1 次。

【活动次数】　7 次。

【优势视角】　虽患者原生家庭支持系统欠缺，但新生家庭给予了充分的支持，妻子细心照顾，积极乐观，经常开导鼓励患者，女儿几乎每周末来院探望。

【活动训练】　社工从患者的兴趣爱好着手，设计一些活动来帮助患者缓解紧张感，减缓其认知功能下降速度，同时有助于训练言语功能。如播放患者熟悉的歌曲，再带领患者唱歌，并尽可能地将歌词一字一句念出来。社工还带着患者拼图及用左手练习手指操。活动期间，患者会出现因做不好而受挫，社工及家属不断给予鼓励，患者从一开始只能坐着 5~10 分钟，逐渐能坐 20~30 分钟，康复动作逐渐熟练些，患者露出笑容。

【生日活动】　在患者生日那天完成康复训练后，医务社工和康复师送给他一枝花，他将花送给了妻子，笑着望着妻子，妻子却哭了，说这是他第一次送她花，在场的人都被感动了。

（四）中医治疗的干预

1. 案例分析

中医学中对于心身疾病的认识，主要是指人体因精神情志因素所造成的五脏六腑中气血阴阳失调的病变。经典理论如"心身合一""七情内伤""心藏神，脉舍神"等为临床诊治情志疾病提供了重要理论依据。根据患者因中风后出现记忆力减退、情绪低落等主要临床表现，属于中医"痴呆"范畴。该患者老年男性，中风日久，久病不复，一则耗伤正气，肝肾亏损，气血亏虚，渐使脑髓空虚，脑髓失养或脑窍不荣；二则久病入络，血行不畅致脑脉痹阻，清窍失养，神机失用，而发为痴呆。脑为髓海，髓海失养，则患者表现为记忆力减退；肝肾阴亏，气血衰少则濡养失职，神机失用，患者可见情绪低落，对生活失望以及失眠等表现。

2. 中医诊断

痴呆；肝肾亏虚，瘀阻脑络证。

3. 治法

补益肝肾，活血化瘀。

4. 代表方

地黄饮子合通窍活血汤加减。

5. 总结

痴呆病临床上除了常见的肝肾亏虚，瘀血内阻证型外，髓海不足、脾肾两虚、痰浊蒙窍、心肝火旺证等证型临床亦常见，诊疗时需根据患者主症及兼证的情况进行辨证论治。

痴呆首重补肾。《灵枢·经脉》云："肾藏精，精充髓，髓荣脑""脑为髓之海"。《医学心悟》明确指出："肾主智，肾虚则智不足"。年老肾衰，肾虚不能化精，髓海失充，造成髓少不能养脑，脑失滋养枯萎，萎则神机不用而发为痴呆。故肾虚是痴呆病的核心病机，治疗首应补肾。临证时根据肾阴阳之偏衰选择补肾药。

痴呆应重化痰活血。痴呆病程长且病情缠绵难解，难以治愈，"怪病多痰，久病多瘀"，痰瘀在本病的发病机制中具有重要的作用，临床实践中常根据标本虚实轻重将化痰活血法与补虚法联合应用。不建议患者长期使用单味活血化瘀的中药或者中成药维持治疗，需在中医师的指导下辨证用药。

重开窍醒神法及"风药"应用。由于痴呆病多有痰阻血瘀之病机，甚至痰浊瘀血夹风火上蒙清窍而致神机失灵，故临床常以芳香之品开窍醒神，以增强临床疗效。另外，临床多有用"风药"治疗本病的经验，一则脑居颠顶，为诸阳之会，唯风药辛宣，方可疏通经脉，升发清阳之气贯注于脑，以壮髓海；二则阳升气旺，有助于化痰逐瘀。

附：卒中后认知障碍（Post-Stroke Cognitive Impairment，PSCI）

（一）卒中后认知障碍的诊断

PSCI 是指在卒中事件后出现并持续到 6 个月时仍存在的，以认知损害为特征的临床综合征，是血管性认知障碍（Vascular Cognitive Impairment，VCI）的一个重要亚型，严重影响患者生活质量及生存时间。由于卒中后谵妄和一过性认知损伤等可早期恢复，PSCI 诊断常常要在卒中后 3~6 个月进行认知评估来最终确定。PSCI 诊断的确立应当具备三个要素：

明确的卒中诊断：临床或影像证据支持的卒中诊断，包括短暂性脑缺血发作、出血性卒中和缺血性卒中。

存在认知损害：患者主诉或知情者报告或有经验临床医师判断卒中事件后出现认知损害，且神经心理学证据证实存在一个以上认知领域功能损害或较以往认知减退的证据。

卒中和认知损害的时序关系：在卒中事件后出现，并持续到 3~6 个月。

PSCI 按照认知受损的严重程度，可分为卒中后认知障碍非痴呆（Post-Stroke Cognitive Impairment No Dementia，PSCIND）和卒中后痴呆（Post-Stroke Dementia，PSD）。二者均有至少一个认知域受损，区别在于 PSD 患者生活、工作能力严重受损，而 PSCIND 患者生活和工作能力可完全正常或轻度受损。在时序上 PSCI 强调的是卒中事件本身所驱动的认知损害。

（二）中国卒中后认知障碍防治研究专家共识（摘要）

中国卒中学会于 2019 年 5 月 4 日在杭州召开了中国脑血管病圆桌会议第三次全国会议（血管性认知障碍专题）。来自全国各地专家共同讨论了中国卒中后认知障碍可防可治战略目标研究框架，形成本专家共识。

流行病学调查研究显示，2010 年，全球卒中患病率为 502.3/10 万，年发病率为 257.96/10 万，病死率为 88.41/10 万，而我国卒中患病率为 1114.8/10 万，年发病率为 246.8/10 万，病死率为 114.8/10 万，且卒中已成为我国首位致死性疾病。卒中等脑血管病常导致认知损害，血管性认知障碍成为仅次于阿尔茨海默病（Alzheimer's Disease，AD）的第二大痴呆原因。

PSCI 特指卒中后发生的认知功能下降，是 VCI 的一个重要亚型，严重影响患者生活质量及生存时间。同 AD 等神经系统退行性疾病引起的痴呆相比，PSCI 有其自身特点，如斑片状认知缺损、病程波动性等，其中可预防和可治疗性是 PSCI 的一个重要特点。2015 年世界卒中日宣言明确提出"卒中后痴呆是卒中医疗不可或缺的一部分"，2016 年的国际卒中大会（International Stroke Conference）也倡导将卒中和痴呆整合的干预策略。

1. 卒中后认知障碍诊断的现状和挑战

PSCI 定义为"在卒中这一临床事件后 6 个月内出现达到认知障碍诊断标准的一系列综合征，强调了卒中与认知障碍之间潜在的因果关系以及两者之间临床管理的相关性，包括了多发性梗死、关键部位梗死、皮质下缺血性梗死和脑出血等卒中事件引起的认知障碍，同时也包括了脑退行性病变，如 AD 在卒中后 6 个月内进展引起认知障碍"。

流行病学发现，TIA 后也会出现认知下降。这一认知下降是否也属于 PSCI？尽管该命名用的是"卒中后"（post-stroke），但部分临床研究将 TIA 患者纳入研究，亦有部分研究将其排除。

卒中事件与认知障碍间的因果关系如何界定？对于该问题，国际上倾向于仅强调二者的时间（发生顺序）关系，用卒中后 3~6 个月的时间来定义潜在的因果关系是否可靠？

卒中事件发生多久后进行认知功能的评估？流行病学

研究中对认知的评估在卒中事件后 1 个月、3 个月、6 个月或 1 年不等。卒中发生后短时间内会出现急性的认识功能下降，并在随后的几周时间内有所恢复。2017 年发表于《Stroke》杂志的一项研究表明 PSCI 患者的 MoCA 评分在卒中发生后 6 个月较卒中后 2 个月有所提高，且患病率降低，其可能与血管再通、再灌注及脑的可塑性有关。

2. 卒中后认知障碍防治的现状和挑战

（1）卒中后认知障碍的危险因素

目前 PSCI 相关研究发现的危险因素包括以下几个方面（至少在 2 项独立的研究中证实）：①卒中相关因素，包括卒中病变特征（如脑梗死部位、脑梗死面积），低灌注，卒中史（首发或再发），卒中发生时临床缺损症状的严重程度。②人口特征，包括年龄，教育水平。③卒中前认知状态。④心血管危险因子，包括糖尿病、心房颤动、心律失常。⑤慢性脑病理改变，包括脑白质病变，脑萎缩（全脑萎缩、颞叶萎缩），无症状梗死，脑淀粉样血管病（Cerebral Amyloid Angiopathy，CAA）。⑥风险基因，包括载脂蛋白 Eε4 等。近年在欧美人群中发现了一系列与 VaD 相关的易感风险突变。⑦其他因素，包括癫痫发作、败血症。⑧有研究表明，铁、硒等微量元素、脂代谢异常等参与 PSCI 的发生发展，是 PSCI 发生的潜在风险因子。

（2）卒中后认知障碍的预防及治疗

PSCI 是临床异质性较大的一类综合征，PSCI 患者既患有卒中，又患有认知障碍，所以对 PSCI 的防治应同时包括针对卒中和认知障碍的防治。控制卒中的危险因素（如高血压、糖尿病、高脂血症等）、减少卒中的发生，是 PSCI 预防的基石。在 PSCI 的危险因素中，无症状脑血管病，如无症状脑梗死、脑白质病变、微出血等，在老年人群中广泛存在，是卒中和 PSCI 的独立危险因素。除了对高血压、糖尿病、高脂血症的控制，还应积极改善生活方式，如合理膳食、适当运动、戒烟、戒酒等。多模式干预（均衡营养、运动、认知训练、控制血管危险因素）可预防认知下降。

案例5：

"奉献姐姐"的养老担忧

对于中国人而言，亲戚之间的称谓不只是标定彼此的血缘关系，更重要的是标定每个人在伦理秩序中的位置及角色。牛大姐作为家中长女，她理所当然地把一切义务和责任背负在自己身上，她一生未婚，照顾父母终老，照顾三个弟弟长大成人，帮助带大弟弟的孩子，现在却因自己的多病及养老问题，内心处于挣扎和痛苦状态。

一、心身医学多学科联合干预

（一）医疗团队干预过程

1. 病情简介

牛某某，女，61岁，未婚，退休，主因"间断头晕、头沉伴双下肢发凉10余年，加重5年"，门诊以"焦虑-抑郁状态、高血压、糖尿病"收入院。

患者于10余年前无明显诱因出现头晕、头沉，伴双下肢发凉，无明显视物旋转，无头痛、恶心、呕吐，无耳鸣及听力减退，无肢体活动障碍，无意识障碍及尿便失禁。曾多次就诊于三级医院的血管外科、内分泌科和神经内科等，诊断"高血压、糖尿病、焦虑状态"，给予降糖、营养神经及改善循环的药物治疗，间断服用"黛力新""瑞美隆"等药物，上述症状时好时坏。近 5 年来患者自觉上述症状逐渐加重，常出现心烦、倦怠、精力减退，偶有情绪低落。患者多次诉说"头和身体冰凉、冷，春夏秋冬都要盖厚被子睡觉""打胰岛素经常哆嗦，减量也不行，现在只吃二甲双胍和卡博平""经常头晕、头昏昏沉沉""血压波动，一阵好一阵坏""5 年前我反复问医生，这个病到底看哪个科"。2 个月前服用度洛西汀后，头晕、头沉症状稍好转，担心药物有不良反应，自行停药。自发病以来，饮食可，大小便正常。体重无明显变化。

【既往史】 高血压、2 型糖尿病史 20 余年，糖尿病周围神经病变、糖尿病视网膜病变 5 年。脂代谢紊乱病史 5 年。

【家族史】 父亲是普通工人，50 岁因"食道癌"去世。母亲无职业，78 岁患"脑梗死"后卧床 8 年去世，其间由患者照顾母亲。否认家族中精神疾病病史及其他遗传性疾病史。

【个人史】 生于本地，胞四行一，一女三男，三个弟弟与其年龄均相差 2~3 岁。6 岁时，妈妈回农村照顾生病的奶奶 8 年，家里的事都由患者做主，父亲的工资也交由她掌管。代替父母给弟弟开家长会。16 岁初中毕业后工作，同事关系融洽。9 年前二弟突发脑卒中，为照顾二弟，患者把自己的房子出租，与二弟一家共同生活至今。一直未婚，认为自己已经照顾了父母、弟弟及侄子三代人，不想再结婚，过照顾人的日子。50 岁退休，退休金 2400元/月。退休后与同事和老街坊联系不多，和同龄人交流总是格格不入。

2. 体格检查

【内科查体】 Bp120/80 mmHg，一般状况尚可，双肺呼吸音清，未闻及明显干湿啰音。心率 88 次/分，律齐，未闻及杂音。腹平软，无压痛，肝脾肋下未触及，双下肢无浮肿。双足皮温正常，足背动脉搏动正常。

【神经系统查体】 神清语利，双侧膝腱反射未引出，余项检查未见异常。

【精神科检查】

一般表现：意识清晰，仪表整洁，言语流利，检查尚合作。

情感反应：表情淡漠，诉每天都高兴不起来，兴趣减退，否认自杀观念及行为。

精神运动：无特殊姿态及怪异动作。

感知觉：曾在夜间醒后听到有人在喊老牛，弟弟、弟妹否认。无嫉妒、被害妄想。

言语及思维内容：语速较快，对答切题。交谈中显兴奋，嗓门大，担心自己的病情，害怕瘫痪，过分关注自己的疾病。

智力：近记忆力、计算力正常，自知力正常，时间、地点定向力正常，分析与综合能力正常。

【辅助检查】

空腹血糖 7.6 mmol/L，餐后 2 小时血糖 9.2 mmol/L，糖化血红蛋白 7.2%，血脂 CHO3.66 mmol/L，LDL 2.22 mmol/L。

头颅 MRI+DWI：脑白质脱髓鞘，少许皮层下缺血灶。心脏彩超：左房大，左室舒张功能减低。颈部血管超声：双侧颈动脉硬化、斑块形成。双下肢动静脉彩超：双下肢动脉硬化，小斑块形成。右侧股总静脉瓣膜关闭不全。

肌电图：双下肢周围神经损害。

SAS 56 分，SDS 40 分。

【临床诊断】

焦虑抑郁状态；

2 型糖尿病；

　　糖尿病周围神经病变；

　　糖尿病视网膜病变；

高血压 2 级　极高危；

脂代谢紊乱。

【治疗方案】

做好高血压、糖尿病的二级预防。给予西酞普兰 20 mg，每日一次，劳拉西泮 0.5 mg，每晚一次口服改善情绪。转介心理咨询师和医疗社工综合干预等治疗。

3. 识别—筛查—评估—诊断—联合会诊—治疗

【识别】　　根据患者生活压力、情绪、睡眠、兴趣、关系等识别患者共病心身问题。

情绪：心烦、倦怠、精力减退，情绪低落，每天都高兴不起来。

睡眠：入睡困难，早醒，常梦见已故的亲人。

兴趣：过去喜欢做家务，遛弯，目前诉每天都高兴不起来，兴趣减退。

关系：与弟弟、弟妹交流少，与同事和老街坊联系不多，和同龄人交流总是格格不入。

【筛查】　访谈及 SAS 56 分，SDS 40 分。

【评估】　通过访谈等了解到，患者自幼即操持家务，长大后更是承担较多责任，照顾三代人，自己未婚，身体多病，退休金少，目前自己多病的身体和今后的养老问题成为患者挥之不去的心病，而患者要强的性格不愿让弟弟们分担，且与家人、朋友沟通较少，未能得到家庭及社会的有效支持，这些都是患者出现情绪及躯体症状的原因。

【诊断】　患者病程中一直存在情绪低落、兴趣减低、愉快感消失三主症，伴入睡困难，早醒，精力减退等心理症状。SAS 评分：56 分，SDS 评分：40 分，根据 2012 年《综合医院焦虑抑郁诊断和治疗的专家共识》，考虑焦虑-抑郁状态诊断成立。

【治疗及转诊】　患者高血压、糖尿病 20 余年，经常出现头晕、头沉，伴双下肢发凉，反复就诊于三级医院的各个科室，"血压波动，一阵好一阵坏""打胰岛素经常哆嗦，减量也不行"，提示焦虑-抑郁状态对慢性疾病的影响严重，单纯降压、控制血糖效果不好。在积极进行高血压、糖尿病的二级预防基础上合并抗焦虑、抗抑郁治疗，并转介心身医学团队由医生、心理治疗师和医务社工联合干预治疗。

（二）心理治疗师干预

1. 访谈摘要：

患者一般在约定前十分钟到院，穿着尚整洁，不爱打扮，因怕冷着装与季节不符，交谈时语速较快，肢体语言多，不拘小节。大多问题用"差不多……""大概是……"来回答。

谈到病情时较为焦急、紧张，担心患脑梗死后不能自理，认为得了脑梗死就是判了死刑。患者奶奶、妈妈均是因患脑梗死卧床 7~8 年去世的，二弟患脑梗死后一侧肢体活动受限。

患者说起自己滔滔不绝，说自己生长在一个重男轻女的家庭，从 3 岁弟弟出生后，父母将注意力转移到弟弟身上，自己被忽略，怀疑自己不可爱了，缺乏信心。

"一次擦地时发现床下有一盆柿子，问妈妈，妈妈说'你别管，放回去'，妈妈经常把好吃的藏起来，留给弟弟们吃。"治疗师问："你当时是什么感受？"患者回答："我无所谓，也不生气""过春节的时候妈妈给弟弟们买新衣服，也是没有我的"。治疗师问："你怎么想？"患者回答："我无所谓，本来我就不在意穿，穿什么都一样。"

"家里特穷，只有爸爸工作，只够给弟弟交学费，我交不起，老师就老挤兑我们交不起学费的同学，全班点名谁谁没交，回家要学费啊，天天点名，逼得要发疯了，我脸皮厚，反正也让人挤兑惯了。同学们都加入红卫兵，为班里做好事，我到点就走，就我一个不是的，我也不写申请。"

"参加工作后，因为家里事多，都靠我呢，没有时间参加活动，我和她们不一样，积极也没有用啊。"

"结婚就是从这个苦海跳到那个苦海，没有意思。"

"现在就是自己的身体不好，特别害怕脑梗死，瘫痪在床上还不如死了""别人生病一阵儿就好了，我这病别人都嘲笑我，我自己也说我又吃上治神经病的药了""以后还是打算去养老院，但钱少，去养老院可能不够"……

治疗师问："你一直在说难受，有没有好点儿的时候，跟情绪是否相关""不舒服的时候，有人帮助你吗？弟弟们有没有关心"。

她说没有什么好的时候，也不需要弟弟们关心。

2. 问题评估

这个患者有明显的爱与被爱的不平衡，她总说无所谓，低级的防御机制是否认，反向形成，她一直像妈妈一样，承受一切，对孩子（弟弟）没有过多期望，内心是很孤独的。长姐如母的观念给她带来了决定性的影响，一直被忽略的她，心甘情愿地为弟弟们付出着，老年的她放不下生病的弟弟,睡在弟弟家客厅的角落里,看着面前这个"女汉子",真是让人揪心,在原生家庭中一辈子只有姐姐这一个身份的她,会有多强大的防御机制对抗内心脆弱感和无力,这样的案例会需要漫长的时间陪伴,接纳,建立信任关系,对方感觉安全了,才会慢慢放下防御,真正地关注自己的需求,探讨未来的生活。

3. 干预目标

【短期目标】 建立信任关系,调整认知,学习放松技术,缓解焦虑,改善睡眠。

【长期目标】 接受自我,探索自我,行为干预。

4. 干预过程

【健康教育】 利用身体热力图进行健康教育,让她理解身体症状与情绪的关系。

在与患者访谈中,发现她压抑了很多的情绪,患者的经历和现在的反应,呈现了心理活动与生理之间的关系,她说的最多的"无所谓""没关系",是真的无所谓吗?她意识层面无所谓,但是她的身体有所谓了,身体上有明显的不舒服,而她也只愿意表达身体的不舒服。反复到三级医院就诊,身体症状还依然存在,各项指标随着她的经历而变化着,都是有意识或者无意识地掩盖情绪。

看着她穿着与季节不符的衣服,听着她反反复复地说自己怕冷,说"从脚心底往上冒寒气,真难受,夏天睡觉都要盖棉被,下决心要治疗这个冷"。于是想到了情绪热度分布图（描绘不同情绪所引发的身体变化），让她了解自己的"病"，先给她看一版无标注的，让她找出与自己身体感觉相同的图示，然后让她看有标注的，她直观地看到了情绪在身体上的反应是如此明显。好胜心强、外表意志坚定的她开始落泪，身体热力图让她感受到压抑的情绪，同时，也让情绪得到了释放。

这是一项来自芬兰的研究，研究者根据人们在经历某些情绪时的反应，绘制了人体的"情绪地图"。研究论文发表在《美国科学院院刊》上。这项研究进一步确证了情绪与人体变化的关系。（见彩页）

【释梦】 患者的防御，让访谈很难深入，一旦话题接近内心症结，就会把话题引开。但是患者睡眠不好，多梦，每次来都会主动地说起梦，释梦绕过某些阻抗，打开了她的内心，增加了患者的信任。

梦1：自己走在一条泥泞的路上，不知道是哪里，又好像是去农村姥姥家的路，天气特别的冷，路上有个大坑，自己怎么也过不去，我妈在对面想给我衣服，我就是拿不到，着急就醒了。

治疗师释梦并与患者探讨，您是否觉得目前的生活状况比较艰难，不知道自己的未来怎么走，想要寻找资源，但处处是坎坷，得不到关爱，很难逾越。可能资源已经呈现，自己就是无法利用。

患者自述这个梦反复出现多次，反映出她缺乏温暖和关爱，目前的困境和对未来的担心影响着她的生活。

梦 2：父亲去世，在自家院中办丧事，主持的那个老头儿给每一个进来的人都发一个像八音盒一样的盒子，里面有一个邀请函，但她进来没有给她，让她在一边站着，也不理她，患者想我才是主人，为什么不给我？当时生气、愤怒，以前也是经常梦见父亲总是放在那里不下葬。

过世的父亲可能代表过去的记忆，八音盒代表儿时的渴望。"经常梦见，总是放在那里不下葬"。患者儿时总是被忽视，未得到满足的她至今也没有放下。

患者谈到父亲去世时落泪了，说自己 28 岁时父亲病逝，6 年时间里自己没有和任何人主动提起父亲，她说父亲对她并不疼爱，但父亲去世后自己就像没有了支柱，没有了自我。

【放松训练】 利用生物反馈仪进行训练，患者从开始仅仅是疲劳值下降，放松值不上升，慢慢地利用音乐、画面等方法让她体验，在什么状态下，才是放松的状态。同时，带患者练习腹式呼吸放松法，渐进性肌肉放松法，冥想放松法等。

【提高对疾病的认知】 提高患者对疾病的认知，减轻焦虑，由于亲人患病的生活经历，给她带来极大恐惧，使患者夸大疾病的危险性，认为"坏事情"总会落到自己头上。针对患者的负性认知，请患者参加神经科和内分泌科医生进行脑梗死和糖尿病相关知识宣教讲座，提供糖尿病的饮食、运动处方。提高患者对疾病的认知，提高治疗依从性，对治疗起到积极的促进作用。

（三）医务社工干预

1. 评估自身资源

【优势资源】　自今年起，收入较前提高；三个弟弟和自己关系较好；希望并试图改变自己的生活。

【缺乏资源】　社会关系退化；无伴侣、无儿女；养老资金不足。

2. 与患者协商制订计划

链接和整合资源——寻找适合自己的养老方式，融入朋友圈、坚持有规律的运动等。社工带她去看了几家养老院，与她探讨工资和将来她的房产可以帮助解决养老资金问题，解决她的后顾之忧。

3. 宣泄负面情绪

空椅子技术：把自己想要对某人表达的或要宣泄的，表露出来，从而使内心趋于平和。采取宣泄式、他人对话式、自我对话式倾述。

二、随访

该案例中患者成长经历形成了其特有的人格特征，心身团队对患者采用多角度观察，予以团队的支持。

患者治疗的依从性提高，定期监测血压、血糖指标，调整饮食，规律运动。社工做了一个表，她的依从性好些，说"这个表给我制住了，不按照表做，怎么填呀"。

患者开始关注自己的情绪和需求，侄子说你这次看病找对地儿了。学会关爱自己，第一次到前门给自己买了一件大花的新衣服。

经过多学科团队共同干预，患者的躯体紧张不适症状减轻，如头晕改善，"哆嗦"一个月没犯了，双腿不那么凉了，平时还跟邻居家小孩玩玩牌等。

三、反思

慢性疾病合并焦虑抑郁状态的患者，在综合医院很多见，很多患者自己困惑到底看哪个科。目前，继续医学教育中关于心身疾病的内容较少，综合医院和基层医院的医生对于心身问题的低认识导致诊断和治疗的延误，应该倡导卫生行政部门和各分支学会加强心身疾病的宣传和知识普及。

附：《综合医院焦虑抑郁诊断和治疗的专家共识》

一、定义

1. 焦虑、焦虑状态、焦虑障碍

焦虑：通常是一种处于应激状态时的正常情绪反应，表现为内心紧张不安、预感到似乎要发生某种不利情况，属于人体防御性的心理反应，多数不需要医学处理。

焦虑状态：是一组症状综合征，包括下文要提及的躯

体性焦虑症状、精神性焦虑症状以及坐立不安等运动性焦虑症状，个体有与处境不相符的情绪体验，可伴睡眠困难。属病理性，一般需要医学处理。

焦虑障碍：即焦虑症，是一类疾病诊断，症状持续、痛苦，严重影响患者日常功能，并导致异常行为，需要治疗。焦虑障碍又可按其主要临床表现分为若干类别，如广泛性焦虑、惊恐障碍、恐惧障碍等。

2. 抑郁、抑郁状态、抑郁障碍

抑郁：是一种负性情绪，以情绪低落为主要表现，对平时感到愉快的活动兴趣降低。一般为正常心理反应，持续时间短，多数不需要医学处理。

抑郁状态：是一组症状综合征，以显著抑郁心境为主要特征，丧失兴趣或愉快感，表现有情绪、行为和躯体症状，一般为病理性，持续时间略长，需要医学处理。

抑郁障碍：即抑郁症，是一类疾病诊断。由各种原因引起、以显著且持久的心境低落为主要临床特征的一类心境障碍，影响社会功能，一般需要治疗。

本共识中所用"焦虑"和"抑郁"术语主要是指焦虑和抑郁状态，即严重程度达中等或以上，超出患者所能承受的程度或自我调整能力，对其生活和社会功能造成影响，但这种焦虑、抑郁并不一定达到或符合精神障碍的具体诊断标准。

二、流行病学

综合性医院就诊患者中常见焦虑、抑郁，综合医院就诊人群有焦虑、抑郁甚至患焦虑障碍、抑郁障碍比例明显增加。国内综合医院住院患者中超过 26% 的内外科门诊就诊者有焦虑和抑郁。并且焦虑症状比例（35%）大于抑郁症状（33.2%）。

1. **心血管疾病**：心血管疾病合并焦虑、抑郁等心理问题在临床上很常见。心内科中超过半数的冠状动脉造影病变不明显者可诊断焦虑症；对中年非典型心绞痛或胸痛患者，接受心脏检查者中 9% 可诊断惊恐障碍。同样，患者合并抑郁的发生率也不少，为 17%~27%。

2. **神经系统疾病**：神经系统疾病伴发焦虑、抑郁同样多见。卒中后 3~4 个月抑郁患病率为 24%~54%。北京、上海等 10 家综合医院神经内科卒中、帕金森病和癫痫就诊患者中，焦虑、抑郁症状的患病率分别为 24% 和 20%。国外资料比例更高，伴发焦虑可达 40%，伴发抑郁可达半数以上。

3. **癌症**：癌症与抑郁有明显关联，约半数伴抑郁症状，可诊断为抑郁症者占 1/3。不同癌症类型患者的抑郁患病率差异较大，按从高到低的比例依次为脑、胰腺、头颅、乳腺和妇科肿瘤等。

4. **其他**：消化系统疾病中常见有功能性消化不良、肠易激综合征等，它们大多存在明显的焦虑和抑郁症状。世界精神病学会资料显示，糖尿病人群中约 1/3 出现疾病相关的抑郁症状群，其中 11% 可诊断为抑郁症。

三、焦虑、抑郁识别率低，治疗率更低

综合医院心理障碍患者总体识别率低，尤其当焦虑和抑郁障碍与躯体疾病并存时，其识别和治疗率更低。

在 20 世纪 90 年代 WHO 多中心调查中，上海内科医师对心理障碍识别率仅为 15.9%，远低于全球调查中 15 个国家的中位数。中国沈阳调查综合医院对抑郁症的识别率仅为 4%。国外资料显示，9.3% 个体在调查前 12 个月内曾患抑郁症，但其中仅 27% 因抑郁症就诊；未就诊患者中，84% 不承认有心理障碍，绝大多数在过去 1 年内曾以情绪以外的症状就诊。老年住院患者半数有严重焦虑症状，也仅有 8% 被诊断为焦虑障碍。

焦虑和抑郁的治疗率更低，约 10%。在社区中检出符合诊断标准的居民，只有 6% 曾去医院就诊，即使到医院看病，半数以上也是到非精神科就诊；80% 的患者未做任何针对性处理，合适治疗率更低。

综合医院心理障碍总体识别率和治疗率如此低，原因之一是绝大多数焦虑或抑郁障碍患者主诉是躯体症状，而非情绪问题，给各科医师识别造成困难，尤其当躯体疾病和焦虑、抑郁障碍共病时更为突出。例如当抑郁症状与糖尿病症状互相重叠，或抑郁症状和糖尿病症状相似时，患者和临床医师常忽略了可能并发抑郁，简单将病情变化归

结于糖尿病，延误了抑郁识别。其他原因还有患者病耻感或通科医师对精神科诊疗相关知识和技能匮乏，对心理疾病重视不足和诊疗时间不足。

焦虑和抑郁对躯体疾病的影响伴发焦虑、抑郁会显著影响患者预后，增加疾病负担，影响患者生活质量。广泛性焦虑障碍患者 6 年内复发率达 80%，若无医治，极少痊愈，约半数迁延为慢性病程；惊恐障碍也易转为慢性、复发性病程。由于焦虑障碍患者常表现多种情绪相关躯体症状，反复就诊于临床各科，成为各级医疗保健机构医疗资源高使用者。例如，以胸痛为主诉的急诊患者，约 1/4 可诊断为惊恐障碍，其中 98% 没能在接诊的心内科专科医师处获得正确诊断和合理治疗，多数病程迁延 2 年以上。焦虑症状持续存在，不仅增加患其他疾病的风险，而且显著增加心血管疾病死亡风险，是冠心病致病致残的重要危险因素。

抑郁的危害程度与焦虑相当，也增加冠心病风险，尤其是增加急性心肌梗死风险，是任一原因病死率和心血管病病死率增加的独立危险因子。抑郁症人群患糖尿病的风险增加 65%。抑郁和脑卒中的相互恶化关系更不能忽视，有抑郁症状患者 10 年内卒中发生风险增加 2 倍。

综上所述，不治疗焦虑和抑郁情绪，可加重疾病严重程度、延迟康复、影响患者的生活质量。

四、识别和诊断要点

1. 识别临床症状是诊治的第一步，综合医院临床各科常见到的焦虑及抑郁多数为躯体疾病伴发，可能是躯体疾病症状的一部分，或是由治疗躯体疾病的药物导致；部分患者可能并无躯体疾病，而是以躯体症状为主诉的焦虑、抑郁。分别识别情感（或精神）症状和躯体症状有利于对症状的全面掌握。临床上常为多种症状同时或交替、混合出现。

（1）焦虑症状及简易筛查

a. 情感症状：患者体验为过分担心、不安、着急、容易心烦、紧张、害怕或恐惧。外在表现可为表情急切、言语急促、心神不宁，患者警觉性和敏感性增高，常对小事失去耐心、发脾气、易抱怨。注意力较难集中。

b. 躯体症状：又称自主（或植物）神经症状，可涉及呼吸、心血管、消化、神经、泌尿等多个系统，包括：口干、出汗、心悸、呼吸困难、喉部堵塞感、气急、尿频、尿急，面色潮红或苍白、阵发性发冷发热，颤抖、头昏、头晕、失平衡感，四肢酸软、乏力，腹部不适、恶心、呕吐、腹泻以及各种躯体疼痛等。

c. 运动症状：患者动作多，难以安静落座、经常变换姿位，躯干四肢震颤、发抖，深长呼吸、过度换气或经常叹气，捶打胸口，甚至搓手顿足，也会感觉头颈身体发紧僵硬、无法放松等。即如成语所说"坐立不安"。

可采用"90秒4问题询问法"快速筛查焦虑症状。

如果回答阳性（即是或有）有2项或以上，则需要进一步做精神检查。

焦虑症状的简易筛查问题阳性

你认为你是一个容易焦虑或紧张的人吗？（了解是否有焦虑性人格或特质）

最近一段时间，你是否比平时更感到焦虑或忐忑不安？（了解是否有广泛性焦虑）

是否有一些特殊场合或情景更容易使你紧张、焦虑？（了解是否有恐惧）

你曾经有过惊恐发作吗，即突然发生的强烈不适感或心慌、眩晕、感到憋气或呼吸困难等症状？（了解是否有惊恐）

（2）抑郁症状及简易筛查

a. 情感症状：

情绪低落：患者显出面容愁苦，表情忧烦；内心感觉苦闷、压抑、难过，觉得心情如同"乌云笼罩"，没有愉悦感；对自我状况评价低，把自己的困难（包括疾病或不适症状）看得很严重；常委屈悲伤，自卑自责，容易哭泣。

思维迟缓：患者思维和反应速度减退，自觉"脑子不好使"，思考能力下降；交谈时主动言语和表达减少，回答问题缓慢；工作、学习及解决问题的能力较平时下降。形象化比喻为脑子像"生了锈的机器"。

兴趣减退：患者对以往喜好甚至热衷从事的事物与活

动不再感兴趣，认为什么都没有意思、"兴致索然"；行事被动、不愿参与，常独处或独坐不语，疏远他人；较重的患者则回避社交活动或长时间居家不出，甚至卧床不起。

消极观念及行为：患者感受到对自己的状况"无能为力"，生活没有希望、没有意义或者只是"活受罪"；认为生存下去没有价值、拖累别人；认为自己死了反而更好，会想到不如暴毙或者干脆安乐死，甚至会想到自杀；较重的患者进一步会计划自杀，甚至有实际的准备和尝试。

b. 躯体症状：

疲劳或乏力：患者常感到明显的疲乏、身体虚弱或沉重，体力下降，一般活动即引起显著疲劳，连交谈一会儿都觉得困难，且休息之后无法缓解。即真正体会到"心有余而力不足"或"有气无力"。

睡眠障碍：多为形式多样的睡眠问题。可以表现为入睡困难、睡眠不深、易醒、早醒、睡眠感缺乏、多梦或睡眠过多，其中早醒具有特征性，典型患者比平时早醒2小时以上，醒后不能再入睡。

食欲和体重改变：多数患者常常感到食欲不振、进食量减少、体重下降，有时体重减轻与食欲减退不成比例。也可以出现腹胀、早饱，餐后上腹痛、胃部烧灼感，恶心、嗳气、打嗝，便秘、排便困难或腹泻等多种消化道症状。少数患者出现食欲增加、暴饮暴食和体重增加。

性欲和性功能改变：患者自感性欲下降，对性生活无要求、无意愿，或者性活动中快感缺乏。男性可能出现阳痿、早泄，女性出现月经紊乱等。

多部位的疼痛或不适：多种功能性疼痛可以是抑郁的重要症状，包括肌肉痛、头痛、腰痛、背痛、四肢关节痛、颈部痛、腹痛、胸痛等。

其他：头昏、头沉，心悸、胸闷，口干、多汗，尿频、尿急，耳鸣、视力模糊、眼部异物感，肢体麻木、肌肉痉挛等非特异性症状均可出现。

可通过"90秒4问题询问法"来快速筛查抑郁症状。如果回答皆为阳性（即是或有），则需要进一步做精神检查。

抑郁症状的简易筛查问题阳性

过去几周（或几个月）是否感到无精打采、伤感，或对生活的乐趣减少了？

除了不开心，是否比平时更悲观或想哭？

经常有早醒吗（事实上并不需要那么早醒来）？

近来是否经常想到活着没意思？

每月超过1次以上为阳性经常或"是"

2. 拟诊和确定治疗方案前需要做出状态（综合征）描述与诊断

（1）焦虑状态（综合征）

各种焦虑症状妨碍患者应对环境和处境时需要发挥出来的各种功能，妨碍患者的生活功能、家庭功能及社会功能。

a. 惊恐发作：患者感到突如其来的惊惧不安；伴严重的自主（植物）神经功能紊乱症状，包括胸闷、心悸等心脏症状、呼吸困难及其他严重的躯体不适感；可伴有濒死感、失控感。通常症状急剧加重，在10分钟内达到高峰，持续数分钟至1小时或数小时不等。患者极度恐惧，常求救或急诊，而客观医学检查结果不能解释其症状。患者发作时意识清醒，发作后多有疲劳感并心有余悸，担心自己再次发作。

b. 恐惧（综合征）：患者在面临具体情境或物体时出现上述焦虑情感症状，伴有显著的自主（植物）神经功能紊乱症状和运动症状；对相应物体或情境存在预期性焦虑，常有对具体情境和物体的明显回避。

（2）抑郁状态（综合征）

各种抑郁症状持续存在，主动调整难以改善，对患者的正常生活与工作造成不利影响。患者心情忧郁、兴趣减退、缺乏愉快感、自我评价降低；有无用、失望或绝望感、内疚甚至罪恶感；常有不同程度的疲乏感，休息或睡眠不能有效地恢复精力，工作能力下降；患者思维活动减慢、言语减少，决断能力明显降低，说话也可能变得缓慢；常伴有食欲、体重、睡眠、性欲改变及其他躯体不适。以上情感和躯体症状一般与其客观处境并不相称。较重的患者会觉得生存没有意义，甚至产生自杀观念。

3. 必要时识别或诊断精神障碍

一般不主张非精神科医师做出精神障碍诊断。常见的焦虑障碍和抑郁障碍如广泛性焦虑障碍、惊恐障碍、混合性焦虑抑郁障碍及抑郁发作、抑郁症等的诊断，参考ICD-10 精神与行为障碍分类和《焦虑障碍防治指南》《抑郁障碍防治指南》有关内容。

4. 参考、使用评估量表作为工具来筛查焦虑、抑郁症状及判断严重程度必须注意的是任何量表评估所得的评分都绝不能作为诊断疾病的依据，只能用于反映患者当前是否存在症状、反映临床症状的严重程度以及持续时间。

目前常用的焦虑或抑郁自评量表有：

（1）医院焦虑抑郁量表（HADS）：为 14 个条目的自评量表。包含两个独立的分量表评估焦虑和抑郁。中文版通常以 9 分作为分界值。

（2）Zung 氏焦虑/抑郁自评量表（SAS/SDS）：为各有 20 个条目的自评量表。各条目的总和换算为标准分，50 分以下为正常，50～59 分为轻度焦虑/抑郁，60～69 分为中度，70 分以上为重度。

（3）患者健康问卷抑郁量表（PHQ-9）：9 个条目的自评问卷。评分 5 分、10 分、15 分和 20 分别代表轻度、中度、中重度和重度。

（4）患者健康问卷抑郁量表（PHQ-2）：2 个条目的自评问卷，包含 2 个问题："缺乏兴趣或愉快感"和"情绪低落、抑郁、无望"，每项评分 1~3 分，两项之和 3 分以上为筛查阳性。

（5）患者健康问卷焦虑及抑郁量表（PHQ-4）：4 个条目的自评问卷，包含 2 个关于焦虑和 2 个关于抑郁的问题，每项评分 1~3 分，焦虑两项之和 3 分以上为焦虑筛查阳性，抑郁两项之和 3 分以上为抑郁筛查阳性。

（6）老年抑郁量表（GDS）：为 30 个条目的自评问卷，适用于老年人。采用"是"或"否"的答案便于老年人理解。中文版以 10~20 分作为轻度抑郁的分界值。

五、治疗

（一）治疗周期

1. **急性期治疗**：尽快控制症状，达到临床痊愈。药物治疗可因作用机制不同其起效时间有一定差异，一般 1~2 周开始起效，严重焦虑抑郁障碍患者药物治疗的起效时间会延长至 2~4 周起效，因而可以考虑短期联用苯二氮䓬类药物治疗；治疗有效率与时间呈线性关系，焦虑和抑郁症状改善 50% 的平均治疗时间为 2~4 周，如果患者药物治疗 6~8 周无效，建议申请精神科会诊或转精神科治疗。

2. **巩固期治疗**：巩固疗效。不同疾病患者的巩固治疗时间差异较大，一般至少 3~6 个月，在此期间患者病情不稳，有较大的复发风险。

3. **维持期治疗**：维持期维持治疗一般需要 6~12 个月。维持治疗结束后，病情稳定，可缓慢减药直至终止治疗，但应密切监测病情反复的临床征象，一旦发现病情反复征象，可迅速恢复原治疗。

（二）药物治疗

1. 选择性 5-HT 再摄取抑制剂（SSRI）：临床常用的有氟西汀、帕罗西汀、舍曲林、氟伏沙明、西酞普兰、艾司西酞普兰。这类药物的作用机制是通过抑制突触前 5-羟色胺能神经末梢对 5-羟色胺的再摄取而获得疗效，具有疗效确切，不良反应少，耐受性好，服用方便等特点，临床应用广泛。

2. 选择性 5-HT 及 NE 再摄取抑制剂（SNRI）：具有5-HT 和 NE 双重再摄取抑制作用，主要代表药物有文拉法辛和度洛西汀。

3. NE 及特异性 5-HT 能抗抑郁药（NaSSA）：代表药物为米氮平，其作用机制通过增强 NE、5-HT 能的传递及特异阻滞。临床特点是镇静作用明显，能改善食欲，抗胆碱能作用轻。

4. 5-HT 受体拮抗和再摄取抑制剂（SARIs）：主要代表药物为曲唑酮，其药理作用复杂，具有拮抗 5-HT2 受体，兴奋其他受体特别是 5-HTlA 受体而发挥作用。与镇静药物联用会加强中枢抑制，包括酒精的抑制作用，易引起血压降低，与降压药联用应谨慎。

5. 选择性 5-HTlA 受体激动剂：这类药物属于新型的非苯二氮䓬类抗焦虑药，能够激活突触前 5-HTlA 受体，抑制神经元放电，减少 5-HT 的合成与释放，但对突触后 5-HTlA 受体具有拮抗作用。常用的药物有丁螺环酮和坦度螺酮。

6. 苯二氮䓬类药物（BZD）： 主要作用于抑制性神经递质 γ-氨基丁酸系统（GABA），因其抗焦虑作用强、起效快、疗效好、不良反应轻、安全可靠等特点而被临床广泛应用。这类药物的最大缺点是容易产生耐受性，多种药物之间具有交叉耐受现象。长期应用往往会产生依赖性，包括精神依赖和躯体依赖，连续用药>6 个月者为 5%～50%，一般短半衰期的药物较容易发生，因而不宜单一长期使用。常见的不良反应有嗜睡、头痛、激越、抑郁、食欲减退、记忆障碍等，老年体弱者易于出现共济失调、感知障碍、呼吸抑制等。

7. 其他药物： 代表药物为氟哌噻吨美利曲辛（黛力新，Deanxit）：每片含 0.5 mg 氟哌噻吨以及 10 mg 美利曲辛。前者是一种抑制突触后 D1、D2 受体的抗精神病药，后者是一种抑制 5-HT 和 NE 再吸收的抗抑郁剂。低剂量应用时，具有兴奋性，此药具有抗焦虑、抗抑郁和兴奋特性，适用于轻、中度的焦虑及伴发抑郁患者。临床常用剂量为 1～2 片/d。不良反应较轻，耐受性好，但长期使用注意锥体外系反应的发生，尤其在老年人应用时应该密切观察。

（三）心理治疗

包括支持性心理治疗、认知行为治疗、脱敏治疗及危机干预等，在我们的个案中均有体现。

案例6：

学习"示弱"，拥抱家人

陈××，女，78岁。由神经内科医生转诊到社工部。神经内科李医生介绍，有一位住院患者看起来整天非常焦虑，住院期间输完液就想回家。

⊙ **社工第一次访谈** ⊙

社工：奶奶您好，我是医院的社会工作者，您可以叫我小谢。听您的医生提到，如果没有治疗了，您就想请假回家，医生让我过来看看，您最近遇到了什么困难吗？

患者：谢谢医生。姑娘，我必须回去，老伴儿一个人在家，我不放心。

社工：哦，爷爷一个人在家，您很担心吗？

患者：老头儿80多岁了，2年前得了老年痴呆。有一次自己出去了，我走了好几里地，才把他找回来。他现在脑子不好使，有时候连我都不认识，前阵儿做饭差点把房子点了，我得回去给他把饭做好。我就住在医院后边的小区，我来医院，邻居能帮我看他一会儿。

社工：听您讲，爷爷现在需要一个人随时在身边，难怪您会担心。没有其他家人帮忙吗？

患者：孩子有 3 个，都指不上。大闺女在国外做生意，20 年了，每年都给我寄钱，经常打电话。二闺女虽然退休了，要照顾比我年龄还大的公公、婆婆。小儿子以前每周来 1 次，他爸生病后就很少来了，可能也忙。

社工：奶奶您理解孩子，所以，您就一个人应付所有的事情。

患者：那能怎么办呢，我也不想给他们添麻烦，我还能自理。老头儿在，我还有个念想，等老头儿没了，我就去养老院。

社工：您这次是怎么不舒服来医院的呢？

患者：唉，老毛病了，一阵一阵的，头晕、胸闷，心脏突突的感觉，老觉得烦。

社工：医生是怎么跟您解释的呢？

患者：李大夫说都给我检查了，心、脑血管，耳科等都没有大事，这头晕可能是神经紊乱，我想是颈椎病闹的。我本来就有冠心病，李大夫说给我找其他科的医生看看，你就是吧。

社工：嗯，奶奶，您太累了，是否想过找个护工帮助照顾爷爷，减轻您的负担？

患者：姑娘，没事。其实老伴儿前段时间诊断"肺癌"了，那么大岁数了，能活几天啊，我心里难受，但想着治也没用，就在剩下的时间里好好照顾他吧。

社工：这个也没跟孩子们说吗？

患者：说了，他们也都有自己的家庭和工作。我的两个闺女对儿子有很大意见，儿子拿了我给的房子后，经常从我这儿拿钱，就这样，我们老两口住院花钱，还希望跟他的姐姐们均摊我们老两口的医疗费用。唉，不提了。

社工：奶奶，您承受这么多事情影响您的睡眠吗？

患者：影响啊，有时候晚上总想这些事情，也担心大闺女在国外会发生什么不测啦。想着想着就睡不着了，好不容易睡着了，凌晨三四点就醒了，俩眼瞪着到天亮。最近更严重了，还总是一阵阵的头晕、心慌，扛不住了就住院治疗了。

一、心身医学多学科联合干预

（一）医生团队干预过程

1. 病例简介

老年女性，78岁，因"间断头晕、心悸、胸闷2年，加重1个月"入院。

2年前，患者每次生气后出现心烦、头晕、心悸、胸闷，头晕与体位无关，无恶心、呕吐，无视物旋转，无耳鸣，无肢体麻木及活动障碍，时有心悸、胸闷，无心前区疼痛及左肩放射性疼痛。1年前于我院诊断"焦虑-抑郁状态"，给予曲唑酮50 mg改善情绪治疗，上述症状有所缓解，近1个月与儿子生气后再次出现上述症状，自测血压波动较大，血压最高 190/100 mmHg，最低 110～120/60～70 mmHg，服用降压药物治疗无效，改用舍曲林 50 mg治疗。患者发病以来，精神尚可，饮食可，睡眠欠佳，入睡困难及早醒，二便正常，体重无变化。

【既往史】 高血压、颈椎病病史 10 余年，冠心病病史 9 年，于天坛医院行冠脉造影未植入支架。脂代谢紊乱病史 1 年。睡眠不佳 20 余年，早醒及入睡困难，间断服用安定治疗。

【个人史】 生于本地，文盲，退休工人，无不良嗜好。胞五行三，三女二男。兄妹相处和睦。追求完美，平素比较喜欢整洁。与邻居关系融洽。已婚，育有二女一子。老伴儿患有"痴呆"病史 2 年，"肺癌"病史 1 年有余，目前记忆力明显下降，外出不能认识家门，经常二便失禁，生活不能自理，需要患者照顾。儿子每周能探望患者及老伴儿 1 次。大女儿在国外做生意，经常给予父母经济上的帮助，二女儿照顾瘫痪的婆婆，经常探望父母，给予一定的经济支持。

【家族史】 否认家族遗传性疾病及其他精神病病史。

2. 体格检查

【内科查体】 T36.4℃，R18 次/分，P56 次/分，Bp120/70 mmHg（双侧）。双肺呼吸音清，未闻及干湿啰音。心界不大，心率 56 次/分，律齐，未闻及心脏杂音。腹软，无压痛。双下肢无浮肿。

【神经系统查体】　基本正常。

【精神科查体】

一般表现：患者意识清晰，仪表整洁，言语流利，能正确回答问题，有倾诉欲望。

情感反应：患者自觉情绪低落、心烦，觉得自己委屈，想哭，活着没有意思。对老伴儿病情担心，担心老伴儿走丢，担心老伴儿忘记关煤气灶、失火等危险事件发生；对于照顾老伴儿感到力不从心。

精神运动：主动言语多，无特殊姿态及怪异动作。

感知觉：无幻视、幻听，无错觉及感知综合障碍。

言语及思维内容：言语清楚，回答切题，未发现联想障碍。无嫉妒、被害妄想。

智力：计算力、记忆力、定向力及自知力正常，时间、地点定向力正常，分析与综合能力正常。

【辅助检查】

头颅 CT：腔隙性脑梗死，脑白质变性。

颈椎正侧+斜位片：颈椎生理曲度变直，1～7 颈椎见骨质疏松及不同程度骨质增生，5～6、6～7 椎间隙变窄，左侧第 5 及右侧第 5、第 6 椎间孔变窄。

颈动脉彩超：双侧颈动脉多发斑块形成，双侧颈动脉内膜局部增厚。

心脏彩超：左心扩大，左室壁节段性运动异常，二尖瓣轻度返流，肺动脉瓣轻度返流，左室舒张功能减低，左室射血分数 76%。

生化：LDL 2.06 mmol/L。

其他检查项目均正常。

SAS 51 分，SDS 53 分。

【诊断】

焦虑-抑郁状态；

腔隙性脑梗死；

高血压病 3 级，极高危；

冠状动脉粥样硬化性心脏病；

脂代谢紊乱；

颈椎病。

【治疗方案】

积极做好高血压、冠心病的二级预防；

积极抗焦虑、抗抑郁治疗，给予舍曲林 50 mg 每日一次、劳拉西泮 0.5 mg 每晚一次；

请心理咨询和医疗社工综合干预治疗。

3. 识别—筛查—评估—诊断—联合会诊—治疗

【识别】 从生活压力、情绪、睡眠、兴趣和关系等方面识别，根据患者现实生活中存在的问题，如独自照顾老伴儿的压力，对老伴儿和自己身体疾病的担心，对女儿的担心和对儿子的不满，导致患者身心疲惫、情绪低落、悲观、觉得生活没意思，经常出现睡眠差、头晕、血压波动大、胸闷等躯体不适症状。

【筛查】　利用 SAS、SDS 量表筛查，评分分别为 51 分和 53 分，提示焦虑障碍。SAS、SDS 分数不高，可能与患者用药（曲唑酮，后换舍曲林）有关。

【评估】　该病例是一例典型慢性非传染性疾病共病情绪障碍患者，即在慢性躯体疾病基础上由于心理、社会压力共病了焦虑-抑郁。焦虑-抑郁状态的病因存在于心身两方面的病理过程，是生物—心理—社会因素综合作用的结果。患者患有高血压、冠心病等慢性疾病，目前自己照料痴呆老伴儿，压力很大，老伴儿又查出肺癌晚期，患者担心老伴儿"走后"自己的养老问题，因此，在现实生活压力下，患者反复出现血压波动，头晕，心悸，胸闷等躯体不适症状。

【诊断】　依据临床症状及检查、评估等，根据《综合医院焦虑-抑郁诊断和治疗的专家共识》诊断焦虑-抑郁状态。

【转诊及治疗】　转介心身医学团队由医生、心理治疗师和医务社工联合干预治疗。针对患者的生理、心理及社会关系情况，我院医疗团队实行联合干预。医生积极做好患者慢性疾病的二级预防工作，同时给予舍曲林及劳拉西泮抗焦虑-抑郁治疗。此外，针对患者丈夫认知障碍，医生建议患者带老伴儿检查并调整用药，延缓痴呆的进一步加重。

（二）医务社工及心理治疗师干预

1. 理论基础

美国心理学家爱利克·埃里克森（Erik H. Erikson）提出个体的心理社会发展会经历 8 个阶段，最后一个阶段在 65 岁以上，为成熟期，冲突主要是自我调整与绝望。由于衰老过程，老人的体力、心力和健康每况愈下，须做出相应的调整和适应。老人在老化过程中面对挑战和解决问题的方法与老人的个性和过往的处理方法有关。此外，老人的身体情况、教育程度、职业经历、经济情况、家庭支持情况等也对老人的应对方法产生影响。有的老人回顾自己的一生，感到心满意足、有价值，便可能整合生命意义，平静地与世告别。有的老人对这一生并不满意，带着绝望走向死亡。

此案例中的患者在当下很明显面临来自生理疾病、照护家人、家庭关系等方面的压力，慨叹现状，而又感到无奈，无法很好地调整和适应。社工需要通过老人的生活经历了解老人的品性特点、家庭与社会支持系统、身心状态、过往应对困难的方法，以老人及其家人认为合理的方式增强老人的自主权，协助其积极面对与解决当前困难。

2. 问题评估

【照顾压力】　患者与丈夫独自居住，两年前丈夫诊断认知障碍后，一直未请保姆，由患者照顾。患者需要随时"盯"着丈夫，一没看住就把大小便弄得到处都是，照顾负担重，患者感到身体很疲惫。

【疾病担心】 老伴儿又查出癌症，让患者觉得现在的生活也不会长久，自己的身体也多病，感到既担心又无力改变，也在思考老伴儿走后自己的晚年生活。

【家庭、社会支持系统薄弱】 子女无法为其提供实际支持。儿子虽然住得近，定期来看望，但总会因经济情况与患者争执，认为患者偏心。患者的亲戚、朋友、同事也都是高龄，彼此之间交流很少。

3. 社工与心理咨询师联合干预

心理咨询师通过开展支持性心理治疗帮助患者放松身心，缓解焦虑，接纳现实。社会工作者通过召开缅怀治疗、支持性小组和家庭会议的方式帮助患者肯定自己、思考照顾配偶的方式，与子女一起确定问题的解决方法。

【缅怀治疗】 社会工作的缅怀治疗，其主要作用在于降低服务对象的压力、负面情绪和无价值感，提升其效能感。这一方法常常被用在老年社会工作服务中，帮助那些诸如丧偶、照顾患病配偶、照看孙子女、自身身体机能下降或患病而造成身心压力过大的老年人。通过缅怀过去不同人生阶段、不同人际关系、不同事件中生活的快乐与艰辛，并进行重新评价，重新感受过往经历的意义与价值，从而面对现实的困境，提高生活信心和面对困难的勇气。

在开展正式缅怀治疗服务之前，社工连续三天去病房探望患者并与其聊天，对患者情况作出了初步评估，并制订了服务计划，与患者建立了良好的信任关系。经与患者讨论，患者同意这一方案。

社工约患者来到个案工作室，开展缅怀治疗。目的是一起回顾患者过去的人生经历，肯定自己的成绩与能力，看到自己的贡献和价值，同时接纳目前的自己，并认识到一个人的力量不足以面对困难时，可以寻找其他的支持力量。

服务过程：第一阶段，熟悉环境、放松身心。社工邀请患者选择一个舒服姿势坐在沙发里，放松身体，开始服务。

第二阶段，鼓励患者讲故事，并从故事中获得对自己价值的肯定。社工首先鼓励患者讲自己的故事，患者觉得没什么好讲的，"我这一辈子，糊里糊涂地就过来了，结婚、生孩子、养孩子，孩子结婚，慢慢自己就老了。工作上就是一个普通工人，最普通的那种"。社工继续引导患者，"那您讲讲您怎么认识您爱人的，还有结婚的那些事儿可以吗"。在社工的引导下，患者逐渐打开话匣子，讲了几个生命中印象深刻的故事。

一个故事是工作中自己努力工作，"我在工作时也是被领导和同事认可，糙活、累活、脏活我主动承担，每一次奖金都有我的。这份工作帮我把三个孩子拉扯大了"。另一个故事是母亲临终前两个月，自己照料的情景。当时患者既要工作，又要照顾自己的孩子，同时处理原生家庭的各种冲突关系。社工听后及时肯定了患者的能力和取得的成绩，患者也觉得自己做女儿、做妈妈、做妻子都挺合格的。

第三阶段，引导患者反思，明确寻求其他力量帮助克服困难的重要性。

社工与患者进一步探讨当初是如何应付这么多事情的，"听您的故事，觉得您的经历真是丰富，但也觉得您真不容易。您遇到过这么多困难，都是怎么过来的呀？"患者表示"我们那个年代，女的又要工作，又要照顾家和孩子，那时连洗衣机都没有，周末就歇一天，全都用来洗衣服了，根本歇不了，就仗着身体好。不过那时候家庭条件差，我那口子也得分担，我一个人做不过来"。社工插话说："那有烦心事怎么办呢？"患者接着说："那就回家和他说说，他挺会宽我心的。"这时，社工进一步引导她："看来爷爷也发挥了很大作用哟。"患者也说："还真是，那时要是都靠我自己扛，没准儿真不行。"

说到这里，社工和患者一起总结，使患者认识到自己是一个尽职合格的女儿、妻子和妈妈，也是一个优秀工人。但遇到困难，单靠自己是不行的，需要有人分担，有人帮助。

借此，社工和患者确定了下一次的小组工作，探讨有哪些方式可以解决目前的困境。

【"家有病患"照顾者支持小组】   社工设计了一个单次小组。除患者之外，社工又招募了 3 位都是存在家人照顾压力的患者，均为女性。

小组目标：分享照顾经验，并了解现有的照顾资源。

小组工作过程：第一阶段，"咱们都一样"。社工带领4 位组员通过自我介绍相互认识，然后介绍本次小组的目标和内容。最后邀请每一位组员介绍自己目前照顾患者的基本情况，和自己遇到的困难。

除患者外，3 位组员分别是照顾瘫痪 3 年的老伴儿，照顾患糖尿病、高血压和严重心脏病生活不能自理的老伴儿，照顾年龄大 8 岁的患帕金森的老伴儿。

通过这一活动，组员们看到别人也和自己一样，正在照顾患者，并且也遇到很多困难，而且，很多困难是一样的，如自己年龄大、身体不好并患病；自己体力不足难以支撑；子女帮助不足；大小便失禁处理困难、翻身困难等。

通过分享，大家觉得每个照顾者都不容易，特别是老年人照顾老年人更加困难。

第二阶段，"各有高招"。社工引导组员："奶奶们都这么大年龄了，还在照顾老伴儿，真了不起，太感动人了。接下来想听听奶奶们照顾老伴儿的经验。"

老人们纷纷发言，说了很多经验和小妙招，显得有点兴奋。

社工承诺将这些小妙招都记录下来，统一发给大家。并继续带领老人们进行讨论。

第三阶段，"有谁可以帮我们"。社工请组员谈一谈自己知道的、可以照顾或帮助老人的资源还有哪些。组员们很快就说出了：儿女照顾，请保姆，去养老院。但很快就表示：儿女没有时间、很少回家、在国外等；保姆太贵了，每个月要5000元以上，照顾不能自理的患者一般都要6000~7000元，还要管吃管住，一个人的退休工资都不够；去养老院又花钱又不如自己照顾得贴心，还有人感觉面子上不好看，别人会笑话。

于是，社工拿出自己提前梳理的一些养老资源，包括社区的养老资源，如老年餐桌、上门的助浴助洁等服务；周边护理养老院、街道养老照料中心、老年驿站等的资源以及开展的服务和收费情况，包括助餐服务、租借服务、护理服务、喘息服务等；钟点工的服务特点和价格等；同时提供了一些政府养老服务信息，如失能老人护理补贴等。

组员们得知还有很多社区服务可以提供帮助，政府还有补贴，都很高兴，一个劲儿地感谢社工。

第四阶段，"总结反思"。社工带领组员们总结这次小组活动的收获，大家积极分享，表示要让孩子帮忙申请政府补贴，另外去社区看看，可以获得哪些帮助。同时，也希望社工帮她们继续收集一些养老信息和收费较为低廉、性价比合适的养老机构。

【家庭会议（子女）】　　社工联系到患者的子女，邀请他们来医院，一起商讨一下老人的生活安排。大女儿在国外，同意用视频的方式商讨。

第一阶段，介绍情况，了解子女面临的照顾困难和可能的付出。

社工首先向子女介绍了患者的身心状况和面临的主要困难，希望听听子女的想法和意见。子女都表示理解母亲现在面临的困难，也很想做点事情。但表示自己有各种困难。

社工预料到这种情况，遂邀请子女谈谈各自目前可以做的事情。在国外的女儿表示可以每周和父母视频，同时，每年给父母寄些钱。二女儿和儿子表示自己可以每周来看看老人，帮忙收拾收拾家，做一顿饭。

第二阶段，资源利用。社工和子女们介绍了老人所在街道和社区目前可以提供的帮助，也介绍了政府的失能老人补贴，同时也介绍了一些养老院、护理院的信息。三个孩子商量了一会儿，决定：儿子帮忙申请补贴。二女儿去社区看看，订一餐老年饭桌的饭，每天中午送到家里，同时看看社区还有什么服务可以利用。

三个孩子也表示，如果母亲愿意送父亲去护理养老院，他们也同意，但二女儿和儿子表示很难在经济上支持。

第三阶段，总结。社工和子女们一起梳理总结。子女们也同意和母亲一起商量一个办法。

【家庭会议（子女和母亲）】 子女和母亲终于坐在了一起，社工带领一家人进行商讨。

社工首先把自己和子女开会的情况告诉患者，并说明子女对二老的关心，并愿意一起商量办法。

老人听说子女们关心她和老伴儿，有点激动，红着眼圈一个劲儿地说：他们也都不容易。二女儿说："妈，我知道您不容易，您总是考虑我们。您有事就说话，我们不会不管的。"儿子也附和着。

一家人了解各种信息后，经过商量最后决定：大女儿在经济上多一些对老人的关怀，还承诺每周在弟弟去患者家时，和二老视频，让母亲放心。二女儿和儿子每周分别来看望老人，帮忙收拾、做饭和洗澡。儿子已经帮忙申请了失能老人补贴，等待相关机构上门评估。二女儿已经与社区建立联系，等患者出院可以在老年餐桌订餐，每天中午送到家里。社区也对患者家里的情况进行了登记，承诺有志愿者服务可以提供给他们。

二、随访

通过综合治疗，患者头晕、胸闷等症状明显改善，情绪好转。出院前，患者主动找到社工，一方面表示感谢，另一方面请求社工，在她老伴儿百年之后，自己就去住养老院，希望社工还能给她提供养老院信息。

出院后一个月，社工进行了一次家访。老伴儿虽然仍旧时而糊涂，时而清醒，但药物作用明显改善了身体状况，没有出现幻觉，病情稳定，患者感觉轻松了很多。患者与老伴儿的沟通方式也有所改变，如积极鼓励，当老伴儿配合吃药和遛弯儿时给予积极肯定。

二女儿和儿子每周会过来探望，患者会主动关心儿子的身体和近期的生活，儿子没有再要过钱。大女儿在国外经常与父母视频联系，患者生日时，大外孙女在香港给患者买生日礼物。二女儿现在也经常过来做饭、打扫卫生，患者对目前状况感到很满足。

三、反思

在全人医学模式的指导下，联合干预是一种有效帮助患者身心康复的方法。在这一模式中，医务人员、社工、心理咨询师均应秉承全人关怀的理念，加强沟通合作，医院也需要形成一套联合干预的沟通转介机制。

联合干预中，社会工作专业服务是不可替代的。在这个案例中，社会工作者与医生和心理咨询师积极配合，充分评估患者社会功能方面遇到的困难和问题，运用个案、小组等专业方法帮助其缓解和解决问题。在个案工作中，社工和患者一起，从其生命故事中探索个体的价值和力量，也探索自身能力的局限性，使患者愿意接受并寻求他人的帮助。在小组工作中，社工带领有共同需求或相似需求的组员，利用小组动力，使组员之间相互理解、相互支持、共同探索。召开家庭会议，社会工作者相信家人之间的爱，力求从家庭系统的角度进行家人之间的沟通，寻求问题解决方案，使患者感受亲情的温暖和力量，重拾生活的信心和希望。链接社区资源，为患者及其子女打开了一扇窗，为问题解决找到了新的支持和方向。

社会工作的服务帮助患者减轻或消除引发疾病的社会性因素和心理因素，有助于患者早日康复，也有助于患者生活环境的良性发展。

案例 7：

"重男轻女"之痛

奚××，女性，59 岁，由神经内科转介心身医学会诊中心。

一、心身医学多学科联合干预

（一）医疗团队干预过程

1. 病情简介

奚××，女性，59 岁，丧偶，退休。因反复发作性头晕伴间断性胸背痛 10 年，加重 1 周入院。

患者于 10 多年前出现反复发作性头晕、头胀，无视物旋转及恶心、呕吐，无视物成双，无饮水呛咳及吞咽困难，无肢体麻木及活动障碍。有时伴间断性心前区、背部疼痛，持续时间 3 秒至 1 天不等，偶有濒死感及憋气，情绪波动及"感冒"等身体不适后易发作，多次就诊于多家三级医院，在心内科、消化内科、内分泌科就诊，行冠脉 CTA、胃镜等检查未见异常。1 周前上述症状再次发作，经门诊以"头晕原因待查，焦虑–抑郁状态"收入院。

【既往史】 房间隔缺损修补术后 28 年。甲状腺功能减退病史 6 年，口服优甲乐 75 μg 治疗。“甲状腺多发实性结节伴微钙化，考虑恶性病变” 5 年，穿刺检查后建议随访。3 年前因躯干、四肢关节痛于某医院诊断为 “干燥综合征”，服中药治疗半年，1 年前于某三甲医院风湿免疫科住院，除外 “干燥综合征”，诊断为 “骨性关节病”。焦虑-抑郁状态病史 10 年，曾间断口服舍曲林及黛力新治疗，未规律服药。

【个人史】　生于本地，父母健在，胞四行一，三女一男。学生时期因心脏病（房间隔缺损）常感到自卑，以至于影响了工作分配及择偶，后分配某工厂，直至退休，与同事关系融洽。择偶标准为男方无父母无兄弟姐妹。25 岁结婚，育有二胎，男孩生后 70 天夭折，女儿已婚，女儿与女婿感情不和分居，患者经常与女儿发生矛盾，交流较少。10 年前丈夫因 “脑梗死” 卧床，3 年后离世。饮咖啡史 20 年，不喝咖啡就头痛，每天两包速溶咖啡。

患者平日很少与同事来往，喜欢在家阅读书籍，特别是看刑侦剧，或织毛衣；近半年不愿收拾家，家人和单位组织的活动也不参加。

【家族史】　否认家族中遗传性疾病及精神疾病病史。

2. 体格检查

【内科查体】　Bp130/80 mmHg（双侧）。双侧甲状腺Ⅲ肿大、质韧，可随吞咽上下活动，心肺腹查体正常。

【神经系统查体】　正常。

【精神科检查】

一般表现：意识清晰，仪表整洁，检查合作，注意力集中，能正确回答问题。

情感反应：因"甲状腺占位"困扰，希望能尽快切除，但几家医院都建议随诊。精神差、情绪低落，兴趣下降、什么都不想干。

精神运动：主动言语，无特殊姿态及怪异动作。

感知觉：无幻视、幻听，无错觉及感知综合障碍。

言语及思维内容：言语清楚，回答切题，未发现联想障碍。无嫉妒、被害妄想。

智力：计算力、记忆力、定向力及自知力正常，时间、地点定向力正常，分析与综合能力正常。

SAS 58 分，SDS 60 分。阿森斯失眠量表总分 9 分，存在失眠症状。

【辅助检查】　心脏彩超：房间隔修补术后，左房轻大，左室壁节段性运动异常，二尖瓣返流（轻度），三尖瓣返流（中度），肺动脉瓣返流（轻度），左室舒张功能减低，左室射血分数 66%。

动态心电图：窦性心律，偶发室上性期前收缩及成对室上性期前收缩，偶发室性期前收缩，短阵紊乱性心房律，ST-T 未见明显改变。

甲状腺彩超：甲状腺弥漫性病变伴增大，甲状腺多发小高回声，性质待定，甲状腺峡部实性结节待定，甲状腺右叶高回声伴细点状钙化，颈部淋巴结可见。

甲功：TSH4.96 μIU/ml，余项均正常。

【临床诊断】

抑郁状态；

甲状腺功能减退；

甲状腺结节性质待查；

房间隔缺损术后。

【治疗方案】

积极抗抑郁治疗，给予帕罗西汀 10 mg 每晚一次治疗。激素替代治疗维持甲状腺功能，左甲状腺素片 75μg 1 次/日治疗。转介心身医学会诊中心，请心理咨询师和医疗社工介入综合治疗。

3. 识别—筛查—评估—诊断—联合会诊—治疗

【识别】　从生活压力、情绪、睡眠、兴趣等方面识别，该患者的生活轨迹有许多创伤，青年时期因心脏病影响工作分配及择偶，中年时期儿子夭折，丈夫离世，现又面临女儿离婚，导致患者悲观、情绪低落、生活没有动力，认为自己遇不到好事。

【筛查】　利用 SAS、SDS 量表筛查，评分分别为 58 分和 60 分，提示焦虑-抑郁状态。阿森斯失眠量表总分 9 分，存在失眠症状。

【评估】　该病例存在先天性心脏病，后又患甲状腺疾病，使患者工作、生活受到影响，由于家庭挫折等创伤，共病了焦虑、抑郁。而焦虑-抑郁状态所致的躯体化症状（反复发作头晕、间断性胸背痛等）使患者精神情绪更加严重。

【诊断】　患者存在兴趣缺失，情绪低落，精力下降，结合患者 SAS 评分 58 分，SDS 评分 60 分，依据临床症状及检查、评估等，根据《综合医院焦虑抑郁诊断和治疗的专家共识》诊断焦虑-抑郁状态。

【转诊及治疗】　转介心身医学团队由医生、心理治疗师和医务社工联合干预治疗。医生积极进行健康宣教工作，继续服用优甲乐 75 μg/日激素替代治疗，同时给予帕罗西汀抗焦虑抑郁治疗。

（二）心理治疗师干预过程

奚女士生长在一个重男轻女的家庭中，童年的经历使她长大后无法正确对待感情生活，对家庭生活没有积极的心理状态，她用"躯体"症状诉说着心里的痛。具有躯体化症状的患者常存在明显的抑郁和焦虑情绪，病程呈慢性波动性，多在学习、工作、人际交往、家庭等方面不良事件的影响下躯体症状发生或加重，女性多于男性。

1. 问题评估

【自卑，自我评价过低】　父母重男轻女，自己从小被父母忽视，是她产生自卑心理的重要原因。"妈妈是一个特别自私的人，我从未体会过妈妈的爱。而爸爸是一个特别重男轻女的人，我是第一个孩子，爸爸给我起名是

'兰'，是拦住女孩的意思，大妹是'花'，是下一个花样
着来，小妹是'多'，为多余的意思，弟弟是'喜'，是
家中有了吉庆的喜事。""我的确不如人，长得丑，个子
矮，还有心脏病。"自卑情结一直伴随着她，导致她选择
工作和生活伴侣时，都要"降低条件"。家庭经济条件差，
丈夫生前在一个集体单位工作，收入很低，基本是最低生
活保障的标准。

【负性生活事件的打击】　儿子早年夭折，丈夫病逝，
女儿的婚姻问题。

患者婚后第一胎是男孩，但仅活了 2 个多月就因病夭
折，患者倍受打击。直到女儿出生，才感到生活稳定下
来。10 年前丈夫患脑梗死，之后瘫痪在床，患者感觉犹如
天塌，突如其来的照顾压力和更为窘迫的经济压力让患者
"透不过气来"。丈夫卧床 3 年后病故，体力和经济的压力
减轻。可女儿结婚不久就与丈夫分居，要离婚，患者劝说
无效，母女经常因此事吵架，患者又增添新的烦恼。

【家庭及社会支持系统薄弱】　患者性格内向，不善
于表达。与父母关系疏远，能做到过节时看望，与弟弟、妹
妹几乎没有来往。因女儿离婚的事情，母女意见不合，母女
交流越来越少。由于自卑，患者不愿与人交往，跟同学、同
事及邻居很少来往。缺少应对及解决问题的方式和方法。

【躯体不适影响患者生活】　10 年前丈夫患脑梗死
后，患者出现反复发作性头晕、头胀，有时伴间断性心前

区、背部疼痛，多次就诊于三级医院各个科室。诊断"焦虑-抑郁状态"。绝经 9 年，绝经后经常心慌、出汗。6 年前甲状腺功能减退，近 5 年反复随诊甲状腺，不除外肿瘤，患者因此心理压力较大。躯干、四肢关节痛 3 年，曾诊断"干燥综合征"，后诊断"骨性关节病"。这些躯体不适让患者很紧张，"总觉得自己得了大病，没有一天好受的时候，还不如死了呢"，对医生诊断自己焦虑-抑郁的情况不能接受，不愿服药治疗。

2. 心理咨询

【咨询设置】 设计咨询 10 次，初期 2 次为诊断评估与咨询关系建立阶段；中间 5 次为咨询阶段，帮助求助者分析和解决问题，改变其不合理的认知、情绪或行为；最后 3 次为巩固阶段。

【干预过程】

咨询技术：采用认知行为治疗。认知行为疗法是一组通过改变患者思维或信念和行为的方法来改变其不良认知，让患者了解情绪对身体的影响，帮助患者找到应对策略，达到消除不良情绪和行为的心理治疗方法。本次咨询由三阶段组成，第一阶段为建立治疗关系阶段，就患者的障碍进行健康教育，介绍认知模型，检查患者自动想法，设定目标。第二阶段为帮助患者识别自动思维、功能失调的中间信念和核心信念，帮助患者理解她的认知模型，修正信念，修正功能不良的行为。第三阶段为巩固所学的知识和技能阶段。

咨询关系的建立：治疗开始时需重视治疗关系的建立。治疗师要以足够的耐心、接纳的态度对待患者的痛苦和诉述，因为该患者有着漫长的求医经历，其症状和痛苦曾被个别医生否定，因此，理解和认同她的身体不适导致的痛苦是非常重要的。

访谈评估：初见咨询师，患者自诉，此次住院前到多家医院反复看门诊和住院，感觉自己得了大病，难受得都不知道挂哪个科，感觉医生不拿自己当回事儿，十几年中药、西药吃了不少，CT、胃镜、核医学检查也做了不少，但不舒服的症状总是反复出现，感到特别委屈，被人欺负，睡眠也不好，难受也查不出什么病，认为活着不活着没什么区别，日子过着没意思，自己跟自己生气，但无自杀观念及行为。

深入访谈后，发现患者看待事情的角度是负面的，总是看到不好的一面，对负性事情过度关注，结果千万种，总想着最坏的那种，高估风险，低估自己的应付能力。治疗师与患者探索童年生活的影响，讨论家庭模式、家庭成员之间的互动方式，帮助患者认识自己的心理问题，挖掘患者自动思维、中间信念、核心信念。患者一直被"无用"捆绑。生下来家里就认为女孩子没用，父亲给自己起个名还是为了自己想有个儿子，特别是小妹妹出生后，父亲甚至用被子盖住要憋死妹妹，是母亲用脚支撑着，妹妹才活了下来。上学时父亲只给弟弟交学费，她们拿着困难证明去学校，在老师和同学面前抬不起头来，因为是女孩，患者从小就体验到了不公平，产生很低的自我评价，自卑感一直伴随着她，面对现实中的人或事时，都会被自卑打倒。这种不公平的待遇同样影响到患者对待女儿的态度，女孩没有用，患者不关心女儿，自己也没有为女儿开过家长会，所以女儿与自己的关系也疏离。患者无论在父母面前、丈夫面前还是女儿面前一直都觉得自己"无用"，父母不认同，丈夫去世，女儿不省心，都是自己"无用"导致的。

咨询目标：情绪疏导：处理负性事件对情绪的影响，协助患者认识自我，调整认知，改变不合理信念。心身康复：提高自尊，梳理患者的人际关系，调动和整合资源，促进患者心身康复。

咨询过程：在治疗期间，患者人格没有明显偏离，能够认识到有些问题需要转变，与治疗师的关系建立没有障碍，而且愿意在治疗师的引导下去理解自己。治疗师采用认知行为治疗，运用认知模型，以问题为取向，识别负性认知。治疗师帮助患者识别到她情绪背后的负性想法，激活患者的行为、调整患者的思维方式和改善患者的情绪。从患者有情绪反应的具体事件入手，通过找出自动思维，建立问题假设，帮助她找出中间信念与核心认知。通过改变不良性思维改善其导致的症状，并通过改变功能不良性信念（中间信念、核心信念）从而使其得到更持久的改善。在咨询中针对患者自卑、人际关系、亲子关系问题在行为上给予行为技能训练，用行动改变意识，给她正强化而改变情绪。

该案例的认知模型：

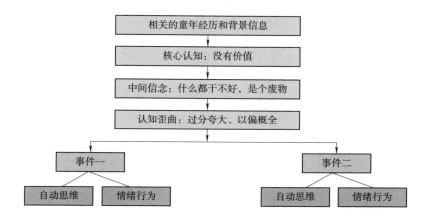

咨询中，治疗师让患者列举影响她情绪的事件分析，通过苏格拉底式提问，或通过角色演练，引出自动化思维，让患者学会留意觉察自己，用替代思维去理解。

治疗师：你说一辈子没有做成过什么，妈妈说你就是个废物，是个没有用的人，是妈妈随口说的，还是你也这样看自己？能举个更具体的事件来说说吗？

患者：上小学时学校组织舞蹈队，班里有同学劝我报名，说我长得挺好看的，我感觉就是安慰的话，如果我去了也是别人的笑话，自己学习不好，家境不好，脚丑得都不敢穿凉鞋，但回家还是和妈妈说了这件事，妈妈说我，你连话都说不利落还去唱歌跳舞？后来，我自己想想也是，我什么都干不好，妈妈说得对，我就是个废物，是个没有用的人。

治疗师：你好像自己也不喜欢自己，你从小就是这么看自己的？

患者：我好像一直有这种想法。从小学到工作，直到恋爱结婚，找对象我都要找条件不好而且比我大的，我担心配不上人家，结婚后会被欺负。就是每次妈妈不高兴了，或者跟爸爸吵架的时候都会骂我，我就会觉得自己很没用，然后也很难过（哭）。

如何让"一个废物，没有用的人"，发现自己的优点，让她不再这样看自己，再通过经历学习，学着找出自己的优点（咨询中通过让她找一找好的方面，挑一挑曾被人夸过的优点），患者列出来一些优点（如在工厂时被评过优秀，与同事关系融洽，会做家务，养花好，独自照顾生病卧床的丈夫3年等）。

咨询师：你有很多优点，你现在还觉得自己是个"无用"的人吗？这种感觉是事实吗？

患者：看来，不都是事实，我还是能做好很多事的（笑了）。

3. 生物反馈治疗

利用生物反馈治疗仪训练应激能力，放松能力，从而达到更有效的治疗效果。在治疗师导引下，患者根据肌电仪信号，控制生理活动来调整体内各种自律性的功能，在意识主导下，由心理作用去影响生理变化。通过心理联合脑电生物反馈治疗显示，患者负性情绪引起的不良反应得以减少。

（三）医务社工干预过程

1. 放松训练

引领患者进行呼吸放松、冥想放松和肌肉放松，带着患者做手指操和穴位按摩操，按摩面部和颈部等穴位，患者表示训练几天后左前胸后背的疼痛有所缓解。

2. 情绪疏导

【自身动力挖掘优势视角】　患者喜爱阅读，推荐促进心身健康的阅读书籍，并组成读书小组，小组成员互读书中段落给组员听，分享感受和体会。患者在参加活动后，对目前所遭遇的问题有了新的认知与体会。

【寻解治疗】　对患者的情感给予同理，采用奇迹式提问和例外式提问引导患者思考与女儿的关系，鼓励患者将克制的情绪表达出来。

奇迹式提问：一年或者十年后你和女儿的关系会有什么不同吗，假如关系缓和了，你会有什么不同？

例外式提问：你和女儿的关系，你记忆中最开心的是什么时候？

【情感支持】　提供患者倾诉的渠道，转变患者不良的发泄方式和行为。提供患者看问题的其他视角。

3. 资源链接

链接家庭、社区、单位、医院等多种资源，支持患者心身康复过程。

【家访】　了解患者的居住环境，鼓励患者改变自己的生活习惯。与患者女儿建立联系，澄清与女儿的关系的诉求，鼓励患者从女儿的角度考虑问题。

【链接社区资源】　帮助患者融入社区环境，鼓励患者参加社区活动站组织的活动，如排球比赛、跳绳和乒乓球等，融入邻里和社区。

二、随访

患者出院大约一年时间，仍定期到门诊随诊及服药治疗。走出了家庭，在一家护工公司就职，希望用自己的体验能帮助和她一样痛苦的人，与女儿的关系有所改善，跟女儿交流增多，也鼓励女儿与女婿多交流。在家里养着狗、乌龟、鱼，还种了很多的菜，如丝瓜、黄瓜等，生活较之前丰富了许多。

三、反思

这个案例从心理治疗师的视角报告出来，从患者的童年生长环境查找她的心理症结，帮助患者反思童年的经历对婚姻和亲子关系的影响。通过认知行为治疗，咨询师帮助患者识别到她情绪背后的负性认知，找出自动思维、中间信念与核心认知，给予行为技能训练，用行动改变认知，改变情绪，改变人际互动。阿德勒说："幸运的人一生都被童年治愈，不幸的人一生都在治愈童年。"希望她能够放过那个不快乐的自己，通过自己的学习和努力，迎来新的生活。

案例8:
恐惧死亡还是孤独,老年患者的灵性干预

患者,李××,住院患者转介会诊中心。

医生:听您的主治医生介绍了一些您的情况,我再询问一些事情。

患者:好的。

医生:去年您住过几次医院?

患者:去年住院四次,一次是因为高血压,一次是心脏问题,还有两次是头晕,血压最高是 220 mmHg,但第二天再测可能就是 110 mmHg,血压波动大,也不敢吃太多降压药。

医生:血压波动有时候有很多原因,有时候因为突然发生一些事情,您别介意啊,比如,老伴儿当时走得急不急?

患者:(流着泪说)是的,老伴儿前年走的,走得比较急,我现在很孤独,总想着他的好。原来没有心慌,现在总出现心慌,发抖,控制不住,一个月犯很多次,看过

好多急诊。

医生：这样的情况多久发生一次？

患者：一天有时候 1 次，有时候 2 次，每次 1 个多小时后好一些。

医生：睡眠好吗？

患者：不好，要吃佐匹克隆，10 点多吃上，11 点能睡吧，后半夜一点多就醒了，睡不着，还心烦。

医生：现在跟谁生活？

患者：三个孩子，一家陪我一周。现在不敢一个人住，尤其是晚上得有人陪着，不然就心慌、害怕。

医生：是害怕自己发病没人管您？

患者：也不完全是这样，上次住院前我外甥，姐姐的孩子，车祸没了，很突然。半个月前弟弟因为脑出血走了，一个个比我还年轻，我又想到老伴儿，晚上不敢一个人待在房间里。我希望自己能活到拆迁后，给子女们分配好房子。

医生：这个房产分配子女们有矛盾吗？

患者：没有。

医生：吃饭好吗？

患者：不好，没有胃口，体重近一年下降 15 千克。

医生：看您的病历，上次住院的时候服用舍曲林，什么时候停药的？

患者：出院后一个月吧，我觉得好很多了，看这个药的说明有不良反应，就停了。

一、心身医学多学科联合干预

头晕是一种常见的临床症状，据临床相关数据显示，20%～50%的头晕患者往往会合并焦虑、抑郁等情绪障碍。因此对头晕患者，特别是慢性迁延不愈的头晕患者的治疗中，需关注患者的精神心理状况。要特别关注患者的头晕症状是否是由于情绪障碍因素导致的。

（一）医疗团队干预过程

1. 病情简介

患者，李××，女性，77 岁，丧偶，退休，主因"间断头晕 2 年，再次发作伴心悸 3 天"入院。

患者于 2 年前爱人去世后出现头晕，偶有枕部胀痛，无恶心、呕吐，无视物旋转及耳鸣，无视物成双，无肢体活动障碍及肢体麻木，无意识障碍、抽搐及小便失禁，曾于多家医院就诊及住院治疗，诊断"后循环缺血"，给予改善循坏，活血化瘀等治疗，症状无明显好转。3 个月前，患者因再次发病入住我院，诊断"焦虑-抑郁状态"，予以舍曲林口服等治疗后好转出院。出院约 1 个月后，患者自觉症状好转，自行停服舍曲林，此后，逐渐出现入睡困难、易醒、早醒等症状，自觉记忆力差、体力不如以前，情绪低落，孤单无助。3 天前患者再次出现发作性头晕，伴有心悸、心慌、身抖，控制不住，每次发作持续时间 1～2 小时，每日发作 1～2 次，发作时伴有血压轻度升高，可达 150/80 mmHg，无胸痛，无濒死感，于急诊收入院。患者自发病以来饮食差，无食欲，二便正常，体重近 1 年来下降约 15 千克。

【既往史】 银屑病病史 30 余年。高血压病史 20 余年，血压波动大，未系统服药。冠状动脉粥样硬化性心脏病病史 10 余年，2 年前于三甲医院行冠脉造影检查，并行支架治疗。脑梗死 2 年，未留明显后遗症，半年前行左椎动脉支架术。2 型糖尿病病史 10 余年，目前应用二甲双胍、格列齐特、阿卡波糖控制血糖。脂代谢紊乱病史 8 年，服用阿托伐他汀治疗。特发性震颤、特发性血小板增多症病史 6 年，目前应用羟基脲治疗。

【个人史】 生于本地，小学文化。年轻时好强，脾气急躁，自认开朗，健谈，做事干练，平素比较喜欢整洁，家务活都由自己干，把儿子孙辈带养大。与邻居、同事等关系融洽。2 年前爱人去世后，自觉孤单、情绪低落，有委屈，无人诉苦，记忆力下降，入睡困难，早醒，需要借助安眠药物，夜间不能自己单独睡眠，需要他人陪伴。不愿意做家务。担心自己的病情，害怕高血压、心脏病发作，害怕自己瘫痪在床，给子女带来负担。

【家族史】 否认家族遗传性疾病史，否认家族性精神病病史。

【婚姻家庭史】 夫妻关系融洽，爱人 2 年前因手术后并发感染去世，家属与医院有纠纷，一直未火化处理。

育有三子一女，子女体健。和三子共同居住 20 余年，近 1 年和长子共同居住。述子女孝顺、子女关系和睦。3 个月前外甥去世、半个月前弟弟去世，对自己打击较大。

2. 体格检查

【内科查体】　T36.5 ℃，R18 次/分，P65 次/分，Bp150/80 mmHg（左侧），Bp150/80 mmHg（右侧）。神清，查体合作。颈软，无抵抗。双肺呼吸音清，未闻及干湿啰音。心界不大，心率 65 次/分，律齐，未闻及心脏杂音。腹软，无压痛。双下肢无浮肿。

【神经系统查体】　神志清楚，言语流利，能正确回答问题，近记忆力下降、计算力下降（93 - 7 = ?），理解力、定向力正常；双侧锁骨下可闻及血管杂音；双侧瞳孔等大等圆对称，直径约 3 mm，对光反射灵敏，双眼各方向运动充分，未及眼震。面部皮肤针刺觉正常无减退。双侧鼻唇沟对称，示齿口角不偏，双侧软腭抬举可，咽反射存在，伸舌居中。四肢肌力 V 级，肌张力正常，双侧膝腱反射（+），双侧巴氏征（±）。双侧皮肤针刺觉正常对称。双侧指鼻试验及跟膝胫试验稳准，Romberg 征（-）。

【精神科检查】

一般表现：意识清晰，仪表整洁，检查合作，注意力集中，能正确回答问题。

情感反应：谈及爱人去世有忧郁表现，情绪低落，焦虑担心自己病情，害怕瘫痪，过分关注疾病。谈及外甥及弟弟去世感到痛苦。

精神运动：主动言语，无特殊姿态及怪异动作。

感知觉：无幻视、幻听，无错觉及感知综合障碍。

言语及思维内容：言语清楚，回答切题，未发现联想障碍。无嫉妒、被害妄想。

智力：计算力下降（93-7＝?）、近记忆力下降，定向力及自知力正常，时间、地点定向力正常，分析与综合能力正常。

【辅助检查】

心电图：窦性心律，心率 63 次/分，律齐，ST-T 未见明显异常改变。

动态心电图：窦性心律，偶发房性期前收缩，短阵房性心动过速，Ⅰ、Ⅱ、Ⅲ、AVF、V2-V3，T 波低平。

头颅 CT：双侧基底节、放射冠及右侧半卵圆中心腔隙性脑梗死，脑白质变性，右侧上颌窦炎症? 结合临床。

TCD：右侧颈内动脉虹吸段狭窄，左侧颈总、颈内动脉起始端，左锁骨下动脉及椎动脉不同程度高流速，右侧颈动脉起始端及右侧颈内动脉终末端不同程度低流速，广泛脑动脉硬化频谱。

颈动脉超声：左侧颈动脉内膜增厚，双侧颈动脉多发斑块形成，左侧颈内动脉起始端走行迂曲伴轻度狭窄，狭窄小于（50%）。

心脏彩超：PCI 术后，左房扩大，左室壁阶段运动异常，主动脉瓣钙化，二尖瓣钙化，肺动脉瓣轻度返流，三尖瓣轻度返流，左室舒张功能减低，EF70%。

SAS 52 分，SDS 61 分。简易痴呆量表（MMSE）：23 分（小学文化）。

【诊断】

焦虑-抑郁状态；

冠状动脉粥样硬化性心脏病；

心律失常；

偶发房性早搏；

短阵房性心动过速；

高血压 3 级，极高危；

陈旧性脑梗死（双侧基底节及放射冠）；

2 型糖尿病。

【治疗方案】

积极抗焦虑、抗抑郁治疗，给予舍曲林 50 mg 一次/日，劳拉西泮 0.5 mg 一次/晚，佐匹克隆 7.5 mg 一次/晚。

积极做好脑梗死、冠心病二级预防。

请心理咨询师和医疗社工介入综合干预等治疗。

3. 识别—筛查—评估—诊断—联合会诊—治疗

【识别】 从生活压力、情绪、睡眠、兴趣等方面识别，患者年轻时好胜要强，做事干练，家里大小事情都能做主，患者的丈夫突然离世，患者难以接受，而更难接受的是连中国传统的"入土为安"也做不到，与儿女多次沟通无效，患者有对不住老伴儿的想法，也觉得自己老了什么都说了不算。渐渐出现睡眠欠佳、易醒、早醒等症状，食欲差，体重下降，体力不如以前，情绪低落，孤单无助。近 3 个月内弟弟及外甥的去世对患者打击更大。

【筛查】　根据访谈及 SAS、SDS 量表筛查，评分分别为 52 分和 61 分，提示焦虑-抑郁状态。

【评估】　患者的躯体不适出现在重大生活事件之后，即 2 年前丈夫的突然离世及处理后事的困难，患者之后出现头晕反复发作，情绪低落，睡眠差，孤独等躯体和精神症状。近 3 个月因弟弟和外甥的去世，患者感到害怕、恐惧，头晕加重，并出现频繁发作的心慌，手抖等症状，担心自己的身体出现问题，担心给儿女增加负担，希望能把拆迁分配问题解决。患者身患多种慢性疾病（高血压、糖尿病、脑梗死及冠心病并行支架治疗）加上重大生活事件对患者精神情绪的影响，使患者感到自己力不从心，而这些压力又不能得到家人的支持，导致患者出现明显的焦虑和抑郁情绪。

【诊断】　患者存在情绪低落，自觉记忆力差、体力不如从前等表现，结合患者访谈评估及 SAS 评分 58 分，SDS 评分 60 分，依据临床症状及检查、评估等，根据《综合医院焦虑抑郁诊断和治疗的专家共识》诊断焦虑-抑郁状态。

【转诊及治疗】　转介心身医学团队由医生、心理治疗师和医务社工联合干预治疗。医生积极进行健康宣教工作，同时给予积极抗焦虑、抗抑郁治疗，舍曲林 50 mg 一次/日，劳拉西泮 0.5 mg 一次/晚，佐匹克隆 7.5 mg 一次/晚。

（二）心理治疗师、医务社工的干预过程

1. 问题评估

慢性疾病较多，高血压、冠心病、糖尿病及脑梗死，患者对身体状况担心较多，影响患者情绪；而情绪波动又加重身体症状。

亲人丧失，丈夫、弟弟及外甥的去世，令其无法克服丧失带来的恐惧和痛苦。

家庭及社会支持较弱，患者 A 型人格比较明显，很要强的性格背后有很脆弱的部分，但又不愿麻烦家人，与子女在处理丈夫的后事方面意见不一致，与子女及亲戚交流较少。与朋友，街坊联系也少，不能获得有效的家庭及社会支持。

2. 干预方案

针对上述问题，社工与心理咨询师联合制定了干预方案：

健康宣教；

从身心灵与全人健康理论出发，开展社会工作个案干预；

心理咨询师开展哀伤辅导；

提升家庭系统的支持性功能。

3. 干预方法

【健康宣教】　健康宣教分为两部分，一是咨询师和社工邀请医生针对患者的多种慢性疾病，进行有针对性的、专业的健康宣教。帮助患者澄清对自身疾病、日常饮食及运动方式的认知偏差，如患者认为收缩压只要不超过150 mmHg 就不用在意、抗焦虑、抑郁药物对身体不良反应大而尽量少吃、因为担心头晕发作而长期卧床等。二是邀请中医科医生从中医理论出发，和患者一起学习"身""心"互动健康的关系：人的五脏藏着人的精气神；"七情致病"与人的情绪对身体健康的影响。通过学习患者了解到自己的躯体疾病、家庭事件、情绪之间是相互影响的。

【哀伤处理】　爱人的突然去世，患者仍处于悲痛中，内心还未与亡人做真正意义的告别。近期又听闻外甥和弟弟相继去世，尤其弟弟跟自己关系较为亲近，加重了患者的心理负担，经常处于紧张状态。弟弟比自己小 15 岁，感情深厚，去世时未来得及告别。

心理咨询师从哀伤反应的五个阶段（震惊否认、愤怒、讨价还价、沮丧、接受事实）分析，患者处于第四阶段末期，即准备开始面对与处理丧失。

咨询师在稳定化的基础上，让患者把要对去世的亲人讲的话写下来，念出来，再焚烧，协助患者体验失落，接受丧失。同时，协助患者在丧失爱人及亲人的情况下，更好地、更有意义地活下去，重新进行适应。鼓励患者将感情从逝者身上转移，对自我重新探索，建立新的自我—重建关系。

【心理教育】 根据埃里克森心理社会发展八阶段，本阶段为成熟期（65 岁以上），自我调整与绝望期的冲突。埃里克森认为，人在每一个心理社会发展阶段中，逐渐实现了健全的人格，否则就会产生心理社会危机，出现情绪障碍，形成不健全的人格。让患者认识这个阶段的特点，衰老的过程，体力、精力、心力的限制，感到绝望。对此，患者必须做出相应的调整和适应，接受自我、承认现实。社工带领患者更深刻地认识自己，接纳自己不完美的部分，接纳内心的恐惧，并从优势视角肯定自己，接纳自己。

【强化家庭支持系统的功能】 咨询师和社工在征得患者同意后，与其子女进行了面谈。面谈主要聚焦于两个方面，一是患者目前的身体状况及家庭事件、心理情绪问题对其健康的影响，二是就目前对患者情绪影响最大的几个问题进行沟通。但关于父亲后事的安排，子女坚持自己的意见；对于父母房产，子女达成一致，暂时不讨论房子问题，等患者病情稳定之后再议；对于患者出院后的照顾问题，子女达成一致，以子女每家为单位照顾母亲，每周轮换一次，尽量在周末带母亲外出游玩或者参加其他活动并鼓励母亲走出去，多参加社区活动，联系老朋友、老同事等。

（三）社会工作个案干预

社会工作者通过对患者的评估，设立了个案干预的目标和方法。

1. 干预目标

一是促进患者修身养心，辅助患者缓解焦虑，提高锻炼的积极性与能力。二是协助患者以心疗心，增强患者对生命价值的理解与认识。

2. 干预方法

【修身养心】　药物治疗是联合干预的重要部分，但也要通过锻炼身体，改善身体状况，调节情绪，增加身体抵抗疾病的能力，提高健康素质也能够起到辅助康复的作用。为此，社会工作者与中医科医生进行探讨，根据患者的年龄、身体状况、所患疾病和锻炼习惯，以及锻炼条件等，指导患者学习健身操、自我按摩和冥想。

健身操：自疗之手。该套养生操是通过双手各个部位的相互击打，刺激相应的穴位和经络，促进全身血液循环，从而达到预防和缓解疾病的目的。

按摩：安睡穴位按摩。这是一种简便易学易记的自我按摩疗法。这一疗法的主要原理是通过按摩反射性地影响神经中枢的功能，使神经中枢的兴奋和抑制过程恢复平衡，头晕、多梦、失眠等不适症状得到缓解和改善。主要按摩的穴位包括：睛明、印堂、太阳、安眠、内关、神门和涌泉。

冥想松弛练习：身体素描和忘忧之旅。冥想是一种自我松弛的方法。冥想时，我们集中注意力，身体以及心灵同时获得松弛，使人进入平和与安静的意境。冥想可以帮助我们聆听自己内心的感受，接触自己的潜意识，使我们获得力量，去面对各种压力和难关。

社工为患者选择的两个冥想松弛练习，一个是身体素描，协助患者通过该冥想让自己尝试着放松身体，缓解身体压力，进而缓解焦虑。另一个是忘忧之旅，通过引导语，带领患者想象，走入大自然，在一个没有牵挂、完全自在的环境里面，享受自由、宁静、和谐。理解世界上没有什么是放不开的，放下自己的执念，珍惜自己、朋友和家人，欣赏每天的生命。

【以心疗心】 社会工作者根据患者面临的一些心理压力，安排了两项活动。一是就"宽恕他人，其实是解脱自我；宽恕别人，终究是善待自己"进行讨论，并尝试运用"事件虽然让我的生命受到冲击，但……""我觉得这个经历是我人生中的一项宝贵资产，因为……"等语句进行练习，逐步看到生命的意义与价值。二是学习"凡事感激"，学会在成功与失败中获得成长；同时要求患者尝试每天做不少于一次感恩练习，要表达出对某人、某事的感谢，这有助于患者将注意力聚焦在愉快的事情之上，保持快乐的心境，提高自己的心理健康水平。

二、随访

出院 1 个月后社工常规家访，患者头晕等症状明显缓解，夜间可独处一室，生活规律，可独自外出购物，常与几位邻居来往。房产分配问题也得到了解决，子女各退让一步，或分得房子，或分得拆迁款。丈夫的后事处理仍无进展。

三、反思

1. 心身会诊模式拓宽医师的诊疗思路

一个医生在讨论病例时发言：在以前的工作中，经常能遇到反复头晕头痛的患者，带着头颅核磁血管彩超及化验单等一大摞检查结果和各大医院的病历来就诊。通过几年的心身疾病联合会诊，我知道了针对这类患者我就要多加询问患者的心理状况，不良事件，家庭情况，人格特点，从患者的心理状况、社会因素等角度了解患者，了解患者为什么出现各种千奇百怪的症状。通过询问病史、发病过程等，了解患者背后看似和症状不相关的家长里短，再做情绪量表评分，让患者明白自身存在情绪问题，情绪和头晕等躯体症状的关系及背后的诱发因素，与患者共同商讨下一步治疗方案。如果发现患者可能存在心理问题，及时转介医务社工及心理治疗师。

2. 中国文化与"身心灵"全人健康

在社会工作干预中，依据身心灵全人健康模式的指导，立足中国文化开展针对患者的服务，提高患者的接受度和成效。

身心灵全人健康模式是 20 世纪 90 年代香港大学行为健康教研中心陈丽云教授及其一众同事所开创的，其目的在于帮助人们应对由于生活适应不良，而引发的种种身心健康问题，使他们在身体、心理、灵性（精神）多方面获得综合性的成长或康复。此模式建基于东方传统文化及哲学思想之上，特别是中国传统哲贤思想中的道家、佛家、儒家学说和传统中医的养生思想。

此模式中的"身"指躯体，"心"指心理情绪，"灵"指精神和灵性状态。此模式的核心理念便是强调身心灵三者之间的良性互动，即通过健康饮食和运动练习培养强壮健康的体魄；通过冥想、呼吸放松、情绪调节方法、自信心培养来进行心理放松，达至心境平和；通过确立生活目标、培养积极的人生态度和观念，建构积极的生命意义。当个体在身心灵三个方面实现健康发展时，才能与周围环境之间产生良性互动和协调发展，实现全人健康。

本案例中社会工作者和心理咨询师协同中医科的医务人员，充分利用中国文化中的整体观，即客观世界从自然界到人类社会，任何事物都是由各种要素以一定方式构成的统一整体，包括人体是一个身心灵统一的有机整体；人与自然环境的统一性；人与社会环境的统一性等，针对患者的具体情况，开发出来具体的工作内容，对患者的疾病治疗、创伤疗愈起到了积极的作用。

附：《抑郁症认知行为治疗》

心理治疗是指南的治疗推荐

APA 2010 版抑郁症治疗指南建议：

建立并维持治疗联盟；

全面的精神病学评估（病史、症状等）；

评估患者的安全性，如自杀风险；

建立适当的治疗环境；

评估功能损害和生活质量；

与其他专科医生协调患者的治疗方案；

监控患者的精神状态；

对治疗效果进行评估；

提高治疗依从性；

对患者及家庭进行健康教育。

这十条为心理治疗的基础，其中没有任何一条谈及如何用药。

认知—行为疗法（CBT）

目前大量实证证据表明，抑郁症最有效的心理治疗方法是认知—行为疗法，其理论基础是以 Beck 认知理论为代表的抑郁认知理论。

认知行为治疗的理论假设

（1）行为部分：抑郁是丧失、失去、缺乏奖励或者是不能获得奖励的结果；行为激活、问题（社交、生活技能）解决技能。行为治疗的原则是：低强度、不疲劳的适度运动。而疲劳+抑郁，会加重抑郁病情。因此，如何恰到好处地使用行为治疗绝非易事。

（2）认知部分：歪曲的自动思维；适应不良性假设；负性图示。认知歪曲是整个CBT尤其是整个认知治疗的核心，也是CBT被认可的主要原因。

（3）习得性无助：抑郁患者把失败归因为内部的、稳定的能力，并认为这是持久的；而把成功归于为外部的、不稳定的努力，并认为这是暂时的。

抑郁症等心理疾病的发生并非由应激压力事件直接导致，而是经过个体的认知加工，在消极和非理性的认知模式影响下促成的。这些歪曲的非理性思维方式是自动发生作用的。而CBT治疗，通过思维的改变和引导可以修正情绪和行为失调，帮助获得心理健康。

从理论上来说，治疗师帮助患者一起学习识别出这些负性认知的反思意识和分析技能，认识到思维活动与情绪行为之间的关系；纠正患者的不良思维方式，并通过不断练习和有效反馈，习得和固化合理的思维模式，使患者不再纠结于过去；在面对新的压力事件时尝试去积极思考和应对，获得战胜心魔的勇气和信心，从而成功治愈抑郁症。因此，CBT治疗抑郁症最关键的内容和目标是认知重建。

CBT帮助人们改变负性消极的、自我毁灭的思维方式，CBT 引导抑郁症患者重新学会积极思考是非常有益的尝试。尽管 CBT 不是对所有抑郁症患者都有效，但许多实证数据证明了它的优势和疗效。在抑郁症的心理治疗技术中，CBT 最常被采用。

在帮助抑郁症患者逐渐实现认知重建后，CBT 重要的保持措施之一是心理应对技能的学习，患者心理应对技能的习得是 CBT 治疗期间最重要的认知改变，这一内容的学习使疗效持久而更有弹性。患者成功摆脱抑郁症的困扰并非从此免受负面思维和情绪的侵扰。事实上，和开心幸福的体验一样，负面情绪和压力事件也是生活的常态，接受 CBT 治疗的患者所取得的进步更多体现在他们的自我觉察和反思能力上：患者学会控制头脑中自动出现的负性思维，而不再是被这些想法所奴役。

经过 CBT 的治疗，当负性思维再次出现时，他们应用学会的心理应对技能来成功识别并反思自己是否正在作出非理性的判断和结论，而避免受到消极情绪的侵害。这些心理应对技能一旦习得，人们可以随时灵活地应用于以后的生活中。比起抑郁症药物治疗不理想的药效持续效果，CBT 心理治疗在这个方面更有其重要贡献。

案例 9：

头晕？人生的失落

患者，王×，男性，62 岁，为住院患者转介会诊中心。

一、心身医学多学科联合干预

（一）医疗团队干预过程

1. 病情简介

患者，王×，男性，62 岁，因反复头晕 1 年多，加重 3 小时入院。

患者于一年前无明显诱因反复出现头晕，头部昏沉感，行走时明显，无恶心、呕吐，无视物旋转、视物成双，无言语不利，无饮水呛咳、吞咽困难，无肢体活动障碍及肢体麻木，无意识障碍及肢体抽搐。3 小时前患者自觉头晕较前明显加重，伴有全身乏力，不敢活动，门诊以"头晕原因待查"收入院。患者病程中精神弱，饮食可，睡眠差，二便正常，体重较前无明显变化。

【既往史】 脑梗死病史 10 年，遗留言语不利及饮水呛咳、吞咽困难、强哭，脾气急躁，易怒。1 年前再发脑梗死，遗留左侧肢体活动不利。脂代谢紊乱病史6年，长期服用阿托伐他汀。焦虑-抑郁状态及失眠病史2年，间断服用舍曲林和艾司唑仑。冠状动脉粥样硬化性心脏病、稳定型心绞痛病史3个月。

【个人史】　生于本地，父亲为军人，母亲从军无工作，胞二行一，一男一女，与妹妹关系融洽。自幼由爷爷奶奶带大，初中时回到父母身边，与父母关系不佳，父母指责患者没规矩、散漫。16岁参军，述参军期间生活充实。团级级别转业至街道，转业后不爱与人交流，感到孤独，曾于文化馆下属单位做美工，爱好书法，52岁患病后不再工作，无退休金。32岁结婚，育有一女，现与女儿、女婿生活，女儿暂时不打算生孩子，患者因此而着急。10年前患脑梗死后产生自卑感，自觉被人看不起。很少参加集体活动，不爱与人联系。在家脾气暴躁，从来不干家务，爱人一直忍让。吸烟10余年，每日1~2盒，饮酒30年余，每日3两左右，已戒酒2年。

【家族史】　父亲因脑梗死去世，母亲因冠心病去世。否认家族中其他遗传性疾病及精神疾病病史。

2. 体格检查

【内科查体】　T36.5℃，R20次/分，P72次/分，Bp130/70 mmHg（双侧），颈软，甲状腺无肿大，双侧颈动脉及锁骨下动脉未闻及血管杂音。双肺呼吸音清，未闻及明显干湿啰音。心界临界，心率72次/分，律齐。腹平软，肝脾未及，无压痛。双下肢无可凹性水肿。

【神经系统查体】 神志清楚，构音障碍，双侧瞳孔直径约 3 mm，对光反射灵敏，未见眼震及凝视麻痹。左侧鼻唇沟浅，伸舌左偏，咽反射迟钝，右侧肢体肌力 V 级，左侧肢体肌力 V - 级，四肢肌张力正常，双侧巴氏征（+）。双侧膝腱反射（++），双侧皮肤针刺觉无减退，双侧指鼻试验、跟膝胫试验较稳准，Romberg 氏征（-）。

【精神科检查】

一般表现：意识清晰，仪表整洁，检查合作，注意力集中，能正确回答问题。

情感反应：正常。

精神运动：主动语言，无特殊姿态及怪异表现。

感知觉：无幻视、幻听，无错觉及感知综合障碍。

言语及思维内容：言语清楚，回答切题，无联想障碍。

智力和注意力：交谈时注意力集中。记忆力、定向力尚可，计算力下降（86-7 = ?）。

【辅助检查】

颈部血管彩超：双侧颈动脉内-中膜不均匀增厚，右侧锁骨下动脉起始段斑块形成，双侧椎动脉未见明显异常。

心脏彩超：主动脉瓣轻度钙化，二尖瓣轻度钙化伴反流（轻度），三尖瓣反流（轻度），双室舒张功能减低。

听觉诱发电位：双侧 I 、Ⅲ、V 波分化尚可，I 、Ⅲ、V 波潜伏期及峰间期大致正常。

TCD：椎-基底动脉、双侧大脑后动脉、双侧颈内动脉终末端及大脑中动脉及左侧大脑前动脉低流速。

头颅 MRI+MRA+SWI：双侧侧脑室旁脑白质疏松，双侧放射冠及基底节区、桥脑腔隙性脑梗死，脑内广泛陈旧出血灶。颅脑 MRA 主要分支未见明显异常。

精神心理认知评定：MoCA（小学文化）：总分 22 分。SAS 60 分，SDS 64 分。

SCL-90：总分 251 分，总均分 2.79 分。躯体化：2.83分；强迫症状：3.1 分；人际关系敏感：2.44 分；抑郁：3.53 分；焦虑：3.2 分；敌对：2.67 分；恐怖：1.57 分；偏执：2.5 分；精神病性：2.1 分；寝食状态：3.2 分。

匹兹堡睡眠质量指数（PSQI）：总分 17 分。睡眠质量主观感觉：2 分；入睡时间：3 分；睡眠持续性：3 分；睡眠效率：1 分；睡眠障碍：2 分；催眠药物：3 分；日间功能障碍：3 分。

【临床诊断】

焦虑-抑郁状态；

睡眠障碍；

脑梗死后遗症；

假性球麻痹；

冠状动脉粥样硬化性心脏病；

稳定型心绞痛。

【治疗方案】

积极做好脑梗死、冠心病二级预防。积极进行康复训练。积极抗焦虑、抗抑郁治疗。请心理咨询师和医疗社工介入综合干预等治疗。

3. 识别—筛查—评估—诊断—联合会诊—治疗

【识别】 从生活压力、情绪、睡眠、兴趣等方面识别，患者患脑梗死后产生自卑感，自觉被人看不起，不爱与人联系。因不再工作，没有退休金，生活压力大，脾气暴躁，情绪低落，没有兴趣做事，伴有入睡困难，早醒。

【筛查】 通过访谈及量表评估，SAS 60 分，SDS 64 分。SCL-90：总分 251 分，总均分 2.79 分。其中，强迫症状：3.1 分；抑郁：3.53 分；焦虑：3.2 分；寝食状态：3.2 分。提示焦虑抑郁状态。匹兹堡睡眠质量指数（PSQI）：总分 17 分。其中，入睡时间：3 分；睡眠持续性：3 分；催眠药物：3 分；日间功能障碍：3 分。存在睡眠障碍。

【评估】 患者以团职干部身份从部队转业到街道做美工，心理落差很大。工作中不爱与人交流，很少参加集体活动，生活中与父母关系不亲近，感到孤独。患脑梗死后不再工作，没有退休金，与女儿共同生活，患者对今后的生活感到困难重重。而女儿不要孩子也让患者非常不满。

【诊断】　患者存在兴趣缺失，情绪低落，精力下降，结合患者 SAS、SDS、SCL-90 等评分，依据临床症状及检查、评估等，根据《综合医院焦虑抑郁诊断和治疗的专家共识》诊断焦虑、抑郁状态。

【转诊及治疗】　转介心身医学团队由医生、心理治疗师和医务社工联合干预治疗。积极做好脑梗死、冠心病二级预防。积极进行康复训练。积极抗焦虑、抗抑郁治疗。

（二）心理治疗师干预过程

患者在爱人的搀扶下，双手拄步行拐杖入咨询室，衣着整洁、神志清楚、言语尚清楚，对话过程中，无幻听、幻视和妄想症状。

1. 问题评估

【生物性压力源】　躯体疾病产生的失能影响。突然地不能行走，造成患者无法生活自理，心理产生压力。

【精神性压力源】　疾病对个体的尊严产生直接的影响，无法自主行动。患者失能，导致灾难化思维，会强化患者无用、无能、无意义的信念，导致患者出现自己是个废物的想法。

【社会环境性压力源】　部队转业后的心理和环境的落差，患者内心失落。患者性格内向，不愿与人交流，社会地位变化，社会交往变窄。

2. 初步心理干预

【支持性心理治疗】　通过尊重、真诚和耐心倾听建立关系，鼓励患者谈出自己的问题，听取诉述，然后适时提出建议和指导，帮助患者面对现实、接受事实，并进行自我调适。

【情绪识别】 通过情绪识别卡片聚焦当下主要负性情绪，了解患者的情绪特点。识别出患者的负性情绪，让患者充分表达自己的情绪及不适，帮助患者在感受和行为上做出改变。(见彩页)

【绘画】 通过房树人绘画了解患者的自我认知

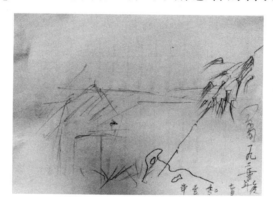

绘画顺序：房子—竹子—太湖石—签名。

房子笔触较轻，线条凌乱，门窗不明显，考虑患者缺乏自我成长的力量；树的绘画选择为竹子，用笔较多，树形清晰，凸显自己的个性；画中无人，考虑自我认知的不足。

咨询师帮助患者找到往事的意义，直面自己的局限，看到以往生活的缺憾。鼓励患者接受生活中好的一面和不好的一面，寻求和解和宽恕，弥补过往生活留下的缺憾。同时，鼓励患者强化自我认知，拓展个人爱好和交际的圈子，真实地活在当下，学习享受生活，以此来建构生命的意义。

3. 下一步计划

持续建立关系，资料再收集、再评估，"再适应"历程，澄清工作目标，团队合作。

（三）医务社工干预过程

1. 问题评估

【身体及经济困境】 患病，言语不利，吞咽困难，肢体残疾。患者 10 年前患脑梗后不再工作，没有退休金，目前享受"一老一小"医疗保险。

【社会支持系统薄弱】 生于军队家庭，父亲为军官，由爷爷奶奶抚养长大。与父母关系不融洽，认为父母看不上自己。不善言语，性格孤僻，脾气暴躁，介意外人的评价，与家人交流少，基本不与同学、同事往来。

2. 干预目标

缓解家属居家照护压力和情绪疏导；

链接社会资源，缓解经济压力。

3. 干预过程

【家访】 征得患者及家属同意，进行家访。评估患者居住环境的舒适情况，是否需要进行无障碍改造，包括通行、助浴、如厕等适应偏瘫患者设施，建议对家庭设施进行无障碍改造，方便患者出院后部分的自助生活，减轻家属照护压力。

【针对病患照护者干预】　　服务对象的主要照护人是他的爱人，服务对象脾气急躁，易怒，行动不便，服务对象的照护者压力极大，情绪长期压抑，一直忍让，心力交瘁。社工帮助其爱人寻找和了解可用资源，帮助其爱人成为一个有知识的照护者。提醒其爱人照护患者时也注意关爱自身，注意自己的饮食、运动，得到充分的休息。利用喘息服务来抽空买东西、看场电影或与朋友相聚等。学会简单的放松技巧。

【链接资源】　　鼓励患者进行残疾鉴定，可以获得部分生活补贴，如生活补贴约 100 元/月，助残服务券 100 元/月等。

（四）主管护师干预过程

1. 护理诊断及干预

【与脑梗死有关躯体活动障碍】

预期目标：学会正确摆放肢体，躯体活动功能增强。

护理措施：患者在能力范围内进行自主运动，不在患侧肢体输液、测血压，指导患者摆放良肢位，告知早期康复的重要性及预后情况，减轻心理压力，树立战胜疾病的信心。

【与脑梗死有关的自理能力缺陷】

预期目标：住院期间患者生活需求得到满足。

护理措施：因患者生活需求部分依赖家属照护，将患者使用的物品放在易取处，鼓励患者主观表达需求。鼓励患者使用健侧手满足生活需求，锻炼患肢逐渐恢复活动。

【与肢体瘫痪有关的易受伤危险】

预期目标：防止外伤等意外发生。

护理措施：患者卧床休息，加用床挡保护患者，防跌倒坠床，转移周围的危险物品。定期巡视病房，询问患者需求。

【高血压、脑梗死相关知识缺乏】

预期目标：通过健康宣教，使患者及家属了解高血压、脑梗死的相关知识。

护理措施：为患者及陪护人员发放健康单，运用通俗易懂的语言向患者介绍疾病相关知识、康复及治疗知识。

【与自身疾病及环境改变有关的焦虑、抑郁】

预期目标：积极关注，有效沟通，改善焦虑、抑郁。

护理措施：关心患者，理解共情患者感受。创造安静、无刺激的休养环境。避免情绪激动，精神紧张。对患者合作与进步及时给予肯定与鼓励，对患者提出的问题给予明确有效的、积极的回答。

2. 干预效果

【入院第一天】　患者神清，平车推入病房，全身皮肤完好无损，言语不清，不愿与人交流，床上主动活动很少，向患者家属讲解脑梗死及康复相关知识，发放宣讲单，介绍病室环境及主管医生、护士，协助摆放良肢位，协助完成生活护理。

【入院第三天】 巡视病房，患者早餐已吃，顺利输入液体，卧床休息，不爱主动在床上活动，不与人交流，答非所问。指导患者床上活动肢体，不太配合，协助摆放良肢位，鼓励患者积极治疗，患者面无表情，不说话。

【入院第六天】 患者能够被动交流，但询问较多，就不再回答。鼓励患者参加病区的病友游戏活动。

【入院第十天】 患者能够主动交流，治疗及康复积极性提高，在床上主动活动身体，对患者主动活动及时给予肯定和鼓励，患者露出笑容。

【入院第十七天】 患者康复积极性高，每日催促护工去康复室康复，路过护士站，主动与护士招手问好。

综上，患者住院期间由情绪低落，主动被动活动差，不与人交流，消极对待治疗及康复转化为情绪平稳，愿意主动康复，愿意与人沟通，积极对待康复和治疗。

经过联合治疗，患者情绪好转，开始主动关怀他人。有一次，护士到患者所在病房为其邻床患者测血糖，询问吃饭时间，邻床也是一位言语不利的患者，恰巧护工不在，该患者主动告诉护士，邻床是 12 点吃的饭。护理人员加强对患者及照顾者的健康教育，介绍如何做好脑卒中患者的二级预防，对照顾者进行康复护理知识和基础护理知识的宣教，教会照顾者具体的护理措施，促进患者康复。

二、随访

半年后随访，患者每天与爱人推车到小区遛弯儿，大部分生活可自理，情绪较平稳，定期到医院随访治疗。

三、反思

慢性疾病共病心身问题的多学科干预，应有护理和康复等专业的共同参与，服务于患者的每个医护人员都应该具有"治病疗心"的意识和行动。

附：头晕/眩晕基层诊疗指南

1. 定义

头晕（dizziness）：（非眩晕性）头晕，是指空间定向能力受损或障碍的感觉，没有运动的虚假或扭曲的感觉，即无或非旋转性的感觉。

眩晕（vertigo）：（内在的）眩晕，是指在没有自身运动时的自身运动感觉或在正常头部运动时扭曲的自身运动感觉。涵盖了虚假的旋转感觉（旋转性眩晕）及其他虚假感觉，如摇摆、倾倒、浮动、弹跳或滑动（非旋转性眩晕）。

前庭周围性头晕/眩晕：主要为前庭周围器官和第八对颅神经病变引起，患者眩晕程度常较重，但平衡障碍程度轻，常急性起病，持续时间短，常伴随明显的耳鸣、耳聋，以及恶心、呕吐、出汗等自主神经症状，不伴随其他中枢神经症状和体征，无意识障碍。

前庭中枢性头晕/眩晕：主要为前庭中枢性结构病变引起，包括前庭神经核以上传导通路（常为脑干、小脑或前庭皮层及皮层下白质）。患者眩晕症状相对较轻，但平衡障碍明显。如为占位性或神经系统退行性疾病，多起病缓慢，持续时间长，恶心、呕吐少见，耳鸣和听力下降少见，病情进展可伴随脑干、小脑症状和（或）体征，如共济失调、锥体束征、吞咽困难、构音障碍及复视等。如为急性脑血管病（如后循环梗死或脑干、小脑出血），常为急性起病，伴随前述症状体征，严重者可迅速出现意识障碍。

非前庭系统性头晕或眩晕：由于各种原因损伤维持平衡的其他系统，如眼部和颈部本体感觉系统，患者表现多为头晕和姿势性症状。

2. 病史问诊

详细全面的病史采集能够为头晕或眩晕的诊断提供重要依据。针对于"晕"的症状问诊应包括以下6个方面内容：起病形式及发作频率、表现形式（"晕"的性质）、持续时间、诱发因素、伴随症状；此外，还需询问既往史、用药史及家族史。一些诊断陷阱须高度警惕：无常规神经科体格检查阳性发现（如偏瘫、言语障碍等）的眩晕不一定就是周围性眩晕，伴有听力损害的眩晕也不一定是周围性眩晕。

（1）起病形式及发作频率：包括急性单次持续性、反复发作性、慢性持续性。

①急性单次持续性：常见于前庭神经炎、伴有眩晕的

突发性聋、后循环卒中等。

②反复发作性：良性阵发性位置性眩晕（Benign Paroxysmal Positional Vertigo，BPPV）、前庭性偏头痛、梅尼埃病、前庭阵发症、短暂性脑缺血发作（Transient Ischemic Attack，TIA）、惊恐发作、痫性发作、发作性共济失调2型等。

③慢性持续性：慢性进行性加重常见于颅内占位性疾病（如脑干、小脑肿瘤）、中枢神经系统退行性疾病和副肿瘤性亚急性小脑变性等，慢性稳定性常见于精神心理性头晕［如持续性姿势知觉性头晕（Persistent Postural-Perceptual Dizziness，PPPD）］、双侧前庭病、慢性中毒等。此外，许多全身系统性疾病，如低血压、贫血、睡眠呼吸暂停综合征等，药物源性原因也会表现为慢性持续性头晕，尤其是老年人需注意。

（2）表现形式（"晕"的性质）：头晕、眩晕的表现形式参考本指南中定义内容。此外，临床上患者还常主诉一些易与头晕、眩晕混淆的症状，在进行头晕或眩晕的概念区分时需要鉴别。

①晕厥前（presyncope）状态：指大脑血液供应普遍下降后出现黑曚、快失去意识知觉、即将晕倒的感觉。晕厥前状态常伴发头昏沉、胸闷、心悸、乏力等症状。

②头昏：概念相对含糊，常指头重脚轻、身体漂浮、眼花等。与眩晕最主要的区别是此时患者无自身或外界环

境的运动错觉。

③前庭–视觉症状（vestibulo-visual symptoms）：由于前庭病变或视觉–前庭相互作用产生的视觉症状，包括运动的虚假感觉、视景的倾斜及因前庭功能（而非视力）丧失相关的视觉变形（模糊）。可表现为振动幻视、视觉延迟、视觉倾斜或运动引发的视物模糊。

④姿势性症状（postural symptoms）：发生在直立体位（如站位）时，与维持姿势稳定相关的平衡症状，可表现为不稳感和摔倒感。姿势症状发生在直立体位（坐、站、行），但不包括改变体位时与重力有关的一系列症状（如"站起来"这一动作）。

（3）持续时间：

①数秒钟：常见于BPPV、前庭性偏头痛、梅尼埃病晚期、前庭阵发症、外淋巴瘘、上半规管裂综合征、心律失常。

②数分钟：常见于TIA、前庭性偏头痛、惊恐发作等。

③数十分钟至数小时：常见于梅尼埃病、前庭性偏头痛、TIA等。

④数天：常见于前庭神经炎、迷路炎、伴有眩晕的突发性聋、前庭性偏头痛、脑血管病或脱髓鞘病等。

⑤数月至数年：常见于精神心理性头晕（如PPPD）、双侧前庭病、慢性中毒、中枢神经系统退行性疾病等。

（4）诱发因素：

BPPV 常与头位或体位变化有关，如起床、翻身、低头、仰头时出现；前庭性偏头痛发作期也可出现与头位或体位变化有关的头晕；直立性低血压、严重椎-基底动脉狭窄可在站立体位时诱发；长期大量烟酒史为动脉粥样硬化疾病的危险因素；情绪不稳、失眠，入睡困难，早醒，多梦，常见于合并或并发精神心理性头晕（如 PPPD）；月经前期或月经期出现，伴随偏头痛，常见于前庭性偏头痛；Valsalva 动作（排便，屏气）、大声等诱发的眩晕可见于外淋巴瘘、上半规管裂综合征。

（5）伴随症状：伴随症状对于鉴别诊断有重要作用。

①自主神经症状：恶心、呕吐、心动过缓、血压变化（升高或降低）、肠蠕动亢进、便意频繁，因前庭迷走神经反射功能亢进所致，常见于前庭周围性眩晕和部分前庭中枢性眩晕疾病。

②耳部症状：耳鸣、耳闷胀感、听力下降或听觉过敏可见于梅尼埃病；眩晕伴有听力下降及耳或乳突疼痛可见于突发性聋、迷路炎、中耳炎，偶可见于小脑前下动脉供血区梗死等。

③中枢神经系统症状：复视、构音障碍、面部及肢体感觉、运动障碍或共济失调提示脑干、小脑病变；如急性枕部疼痛持续存在需警惕椎-基底动脉夹层；上述症状急性发作并持续存在提示可能后循环梗死或出血；缓慢出现

持续存在的面部及肢体感觉运动障碍或共济失调提示颅颈交界区畸形、遗传性或获得性小脑性共济失调。

④心血管症状：心悸、胸闷、胸痛、面色苍白、晕厥提示心脏病变可能，如急性冠脉综合征或心律失常、肺栓塞。

⑤精神情绪症状：紧张、担心、坐立不安、情绪低落、恐惧、睡眠障碍如入睡困难、易醒、早醒等提示可能合并或并发焦虑、抑郁状态，或 PPPD。

⑥眼部症状：双眼复视提示脑干、动眼神经、眼外肌或神经肌肉接头病变；单眼复视、单眼黑矇、单眼视力下降、斜视等提示眼球、眼内肌或视神经病变。

⑦颈部症状：颈肩痛、与颈部活动相关的头晕/眩晕、上肢或手指麻木，可能提示颈椎关节不稳、颈椎病、颅颈部发育异常。

（6）既往史、用药史及家族史：

①既往有高血压、糖尿病、高脂血症、吸烟饮酒、心脑血管病史的急性头晕/眩晕患者需先鉴别是否存在脑血管病。

②既往有耳部疾病史，如慢性中耳炎的患者，后期易并发迷路炎、瘘管形成等。

③颞骨骨折、外淋巴瘘常有外伤手术史。

④药物使用史有助于鉴别药物所致的头晕/眩晕以及药物所致的体位性低血压。

⑤老年人中药物不良反应引起的头晕值得重视，尤其注意近期新增加药物也可能是导致患者头晕不适的原因。容易导致头晕不适的药物有抗癫痫药物（如卡马西平）、镇静药（如氯硝安定）、抗高血压药物（如心得安）、利尿剂（如速尿）等。

⑥晕动病患者常有晕车、晕船史。

⑦前庭性偏头痛患者常有头痛、眩晕家族史或晕车史。

⑧前庭性偏头痛、梅尼埃病、遗传性小脑性共济失调患者可能有家族史。

3. 治疗

（1）急性期或发作期治疗：

①如基层医院暂时无法转诊患者，眩晕发作期可使用药物治疗。

前庭抑制剂：如抗组胺类、苯二氮䓬类或抗胆碱能类等药物，可有效控制眩晕急性发作，原则上使用<72小时。急性期的症状控制后应及时停药，否则会抑制中枢代偿机制的建立。

糖皮质激素：前庭神经炎急性期、突发性聋急性期或梅尼埃病急性期眩晕症状严重或听力下降明显者，可酌情口服或静脉给予糖皮质激素。

对症支持治疗：眩晕急性发作持续时间较长且伴有严重恶心、呕吐者，应给予止吐剂等药物，如甲氧氯普胺、多潘立酮；补液支持治疗。

改善微循环药物：突发性聋伴眩晕急性发作期、梅尼埃病发作期可给予银杏叶制剂、倍他司汀、天麻素制剂等药物。

②如条件允许，建议突发性聋和梅尼埃病转诊耳鼻喉科或上级医院进一步治疗。BPPV应重视手法复位，复位时根据不同半规管类型选择相应的方法。

③脑梗死应溶栓或抗栓治疗，其他的器质性病变则应根据病情给予相应的治疗，具体参照相关疾病指南。

（2）手术治疗：根据引起眩晕的不同疾病选择相应符合适应证的手术治疗，建议转上级医院治疗，如听神经瘤、规范药物治疗无效的中耳炎、乳突炎或梅尼埃病、大量小脑出血、脑干小脑占位性疾病等。

（3）前庭康复训练：前庭康复训练是一种物理训练方法，通过中枢适应和代偿机制提高患者前庭功能，减轻前庭损伤导致的后遗症。不同种类的前庭康复训练可作为各种眩晕类疾病的重要或辅助治疗方式。如可作为BPPV耳石复位无效以及复位后仍有头晕或平衡障碍患者的辅助治疗，如果患者拒绝或不耐受复位治疗，则前庭康复训练可以作为替代治疗。也可用于前庭神经炎、梅尼埃病稳定期、突发性聋伴有眩晕患者的辅助治疗。对于各种原因造成的前庭功能低下的慢性头晕/眩晕患者，前庭康复训练均可能使其受益。

案例 10:

头痛,家庭暴力之痛

徐××,女性,46岁,为住院患者转介会诊中心。

一、心身医学多学科联合干预

(一)医疗团队干预过程

1. 病情简介

徐××,女性,46岁,因头痛、失眠8年,加重3个月,门诊以"头痛原因待查、焦虑-抑郁状态"收入院。

患者于8年前生气后出现头痛、失眠,于当地医院就诊,行头部CT等检查无异常,给予止痛等对症治疗,效果不好。因头痛频繁发作,伴有入睡困难,情绪低落,不能坚持工作等,半年后又就诊于当地省立医院,诊断不详,给予黛力新1片/日口服,睡眠好转,能正常工作,两年后自行停药。后每次生气后均出现头痛、失眠,入院前3个月情绪激动后头痛加重,为顶、枕部持续胀痛,头部箍紧感,无恶心、呕吐,无畏声、畏光,无肢体活动障碍。伴有失眠,入睡困难,多梦,严重时影响日常生活,并出现情绪低落,不爱与别人交流,对声音刺激敏感,易烦躁，有时候摔东西。就诊于三甲医院，给予睡前口服艾司唑仑 1 mg，治疗 2 月，睡眠及头痛症状未见明显缓解。后改为氯硝西泮 2 mg 睡前口服，并配合针灸治疗，头痛仍无好转，门诊以"头痛原因待查，焦虑–抑郁状态"收入院。患者自发病以来，饮食可，二便正常，体重较前增长 2.5 千克。

【既往史】 既往头晕病史 10 余年，服用减肥药 10 余年（述服用多种减肥药，药名记不清），停用减肥药后头晕发作明显减少。否认吸烟饮酒史。

【个人及婚姻家庭史】 生于外省市，胞二行一，1 男 1 女。自幼由奶奶带大，父母重视弟弟，故与父母不亲近。月经：初潮 12 岁，持续 7 天，月经周期 28 天。末次月经 2017 年 4 月 6 日，减肥期间月经紊乱。初中学历，32 岁结婚，无子女。丈夫经朋友介绍认识，婚后夫妻关系不融洽，每次争执后丈夫均对患者施以家暴，近几年更为严重，多数时间打其头部。患者多次提出离婚，丈夫及家人均不同意，也多次寻找丈夫单位、派出所、街道，协调无效。3 个月前，丈夫因家庭琐事，再次对患者大打出手，患者觉得"再过下去会被他打死""宁愿净身出户，也要离婚"。故未再告知父母和弟弟，只身来北京投奔表姐。离婚后自己经营服装店，生意较好，平日工作忙。空闲时间偶与朋友逛街，去歌厅跳舞。

2. 体格检查

【内科查体】 正常。

【神经系统查体】　　　未见阳性体征。

【精神科检查】

一般表现：意识清晰，目光呆滞，表情木讷，不抬头正视医生，检查合作，注意力尚集中，能正确回答问题。

情感反应：情绪低落，担心头痛是"脑子被打坏了"，担心失眠"以后就傻了"。

精神运动：主动语言，一问一答，不愿意多说话。无特殊姿态及怪异表现。

感知觉：无幻视、幻听，无错觉及感知综合障碍。

言语及思维内容：言语清楚，声音低沉，回答缓慢，未发现联想障碍。无嫉妒、被害妄想。

智力：计算力、记忆力、定向力及自知力正常，时间、地点定向力正常，分析与综合能力正常。

【辅助检查】

激素六项：孕酮 1.4 ng/ml↓，泌乳素 33.56 ng/ml↑，黄体生成素 16.7 mIU/ml↑，卵泡刺激素 7.91 mIU/ml↑。

SAS 59 分，SDS 64 分。

头颅 CT 检查未见异常，脑电图及脑电地形图等检查均未见异常。

【初步诊断】

精神障碍性头痛；

焦虑-抑郁状态。

【治疗方案】

给予百优解、劳拉西泮抗焦虑，改善睡眠及对症缓解头痛治疗。请心理咨询师和医疗社工介入综合干预。

3. 识别—筛查—评估—诊断—联合会诊—治疗

【识别】 从生活压力、情绪、睡眠、兴趣等方面识别。患者的头痛、失眠等症状与情绪和生活事件关系较大，多在情绪激动、生气和被家暴后出现和加重。患者还存在失眠，入睡困难，多梦，情绪低落，不爱与人交流，没有兴趣做事。

【筛查】 根据访谈、辅助检查及 SAS、SDS 量表筛查，SAS、SDS 分别为 59 分和 64 分，提示焦虑 - 抑郁状态。

【评估】 患者自幼由奶奶带大，一直不被父母关注，与父母关系不亲密。结婚后夫妻关系紧张，婚后反复、长期遭受家庭暴力，多方寻找支持未果，目前只身到北京投奔表姐，表姐在饭店做服务员，无力帮她。患者在北京没有朋友、没有工作，因头痛、失眠的困扰，一直不能出去找工作，患者对未来感到绝望，是导致其出现焦虑 - 抑郁的原因。另外，患者有 10 年服用减肥药物史，曾出现月经紊乱，其情绪障碍是否与内分泌功能紊乱有关，也需考虑。

【诊断】 根据患者长期、反复遭受家庭暴力伤害，出现头痛、失眠，情绪低落、烦躁，不愿与人交流等表现，结合患者访谈评估、头部 CT 等检查阴性结果及 SAS、SDS 评分分别为 59 分和 64 分，依据《国际头痛分类第三版 beta 版（ICHD-3beta）》和《综合医院焦虑抑郁诊断和治疗的专家共识》诊断精神障碍性头痛，焦虑-抑郁状态。

【联合会诊及治疗】 转介心身医学团队由医生、心理治疗师和医务社工联合干预治疗。医生积极进行健康宣教工作，给予劳拉西泮及百优解等抗焦虑、改善睡眠、对症等缓解头痛的治疗。

（二）心理治疗师干预过程

1. 问题评估

【生物因素】 头痛、失眠等导致不能正常工作症状，患者对身体状况担心较多，影响患者情绪。

【心理因素】 认为自己不够好，不可爱。从小不受父母重视，结婚后反复、长期被家暴，患者隔三岔五地遭受丈夫皮肉之苦。其间，曾经回家跟娘家人说，父母均劝其忍耐，还说是因为她不够好，才让丈夫这样对待她。患者也曾告到丈夫单位、居委会、派出所，居委会曾经入户进行过一次调解，单位和派出所都说是家庭内部事情，对丈夫进行说服教育，这些不仅没有解决任何问题，事后反被丈夫暴打一顿，这些让患者内心非常绝望。

【社会因素】 到北京投奔表姐，但没有工作，没有经济来源，没有朋友及亲人支持，各方求助（父母、居委

会、派出所、丈夫单位等）无果，家庭及社会支持系统
薄弱。

2. 心理干预

【干预技术】

治疗师针对该患者反复被家暴的创伤，采取心理危机
干预治疗。

【干预方法】

建立安全关系：实施心理危机干预之前，最需要做的
就是帮助患者恢复安全感，切断伤害（不安全）的源头，
同时建立安全的干预关系。

如受暴妇女评估其安全：持续的威胁常常促使患者的
不良应激反应持续存在，导致日后发生 PTSD。治疗师需
要评估患者是否有再次被伤害的可能，是否还能继续居家
生活，是否需要为她提供安全的庇护场所，或者帮助她连
接如法律救助、妇联组织等资源。

建立安全的干预关系，需要一个安静独立的施助环
境。另外，治疗师的自信和镇定，治疗师的保密原则、不
评价原则、尊重患者的选择等，对于患者也是极为重要的
安全关系。

情感表达：治疗师积极的倾听和共情有利于患者的情
感表达。患者表达了长期、反复被丈夫家暴的哀伤和愤
怒。同时，也表达了对父母不关心她、不支持她的悲伤。
当提到父母指责她不会处理关系，不会说话等才导致丈夫

打她时，患者崩溃大哭，不停地抓自己的头发，双脚使劲儿地跺地。

心理教育：治疗师通过眼神和肢体语言不断地安慰患者，逐步地引导她放松，并明确地告诉她这是认知偏差，家庭暴力是犯罪，遭受暴力不是你的错。施暴者应该对暴力行为负责。

稳定化技术：治疗师针对患者对于家暴过程的回忆恐惧，采取了负性情绪的打包处理技术。

评估重要的：治疗师看到患者述说父母方面内容时突然崩溃，遂与患者沟通核实，到底是什么样的场景不断出现，让她不能承受。患者诉说近几日反复梦到丈夫追着打她的场景，她无处躲藏，常常被吓醒。治疗师分析这是患者要消除的部分创伤内容。

眼动脱敏技术：治疗师让患者联想梦这部分的内容，然后采用眼动脱敏技术进行治疗。

在每一次的眼动脱敏治疗以后，治疗师都让患者闭上眼睛。让她想象创伤画面在头脑中逐渐模糊，并被涂抹掉，想象头脑变得清晰，没有什么能够再来干扰她的生活，她会越来越平静。

在眼动脱敏治疗之后，治疗师引导患者进行渐进性的肌肉放松和冥想放松的训练。同时，治疗师拿出纸笔和一个玩偶，征求患者意见，是给丈夫写信表达愤怒，还是采取用玩偶来代表家暴的丈夫表达愤怒。患者选择玩偶，对着玩偶在行动上发泄了她的愤怒。治疗师鼓励患者表达创伤经历和所诱发的负性情绪，使其负性情绪得以外化，负性情绪处理是创伤经历的表达及负性情绪宣泄的过程。

（三）医务社工干预过程

社会工作者面对患者遭受家庭暴力情况，开展了三个方面的工作，一是了解患者对家庭暴力的认识、遭受家庭暴力的情况并进行家庭暴力危险性评估。二是改变和提升患者对反对家庭暴力的认知。三是与患者一起制定解决方案。

1. 评估

社会工作者通过谈话的方式了解到患者所遭受的家庭暴力已持续十余年，患者对家庭暴力的认识存在错误理解和盲区。患者始终认为家庭暴力是自己家里的事情，让别人知道不好。发生家庭暴力是自己的原因，丈夫之所以施暴，还是因为自己做得不够好。

社会工作者又利用《亲密关系暴力危险性评估量表（CIDA）》对患者进行了安全评估，进一步明确了患者所遭受的家庭暴力处于中低风险。

2. 明确患者的需求

经过评估，社会工作者与患者共同探讨，患者明确了自己的需求，包括能够与丈夫离婚；让自己的身体尽快好起来。

3. 干预

根据患者的需求，社会工作者坚持以受害者为中心的原则，制定了干预方案，并征得患者同意。

【提高对家庭暴力的认识】 社会工作者以《反家庭暴力法》的学习和对暴力循环理论的理解为切入点，引导患者充分认识到家庭暴力的特点、原因、危害；国家法律对家庭暴力的认定和对施暴者的惩戒；最终使患者正确认识自己所遭受的家庭暴力的原因及对自己的伤害。

【重树信心】 邀请主管医生、心理咨询师与社工一起，向患者说明目前身心疾病与家庭暴力的关系，指导和鼓励患者与医务人员和心理咨询师积极配合，在身体和心理上逐步缓解甚至消除家庭暴力对自己造成的伤害。

【学习自我保护】 社会工作者与患者共同分析和探讨了患者遭受家暴时的处境及其自身所拥有的社会支持系统，发展出家暴发生时的自我保护方法以及家暴发生后的处置，例如：重要资料和物资的提前准备与单独存放；发生家暴时要大声喊叫；不与施暴者正面争执；存留遭受家暴的证据和验伤报告等。

【链接资源协助患者离婚】 在医院的支持下，经患者同意，社工与患者所在县的妇联联系，将患者遭受家暴的情况、身体和心理的情况以及希望协助离婚的愿望等告知，妇联在患者出院后介入并干预。

二、随访

在当地妇联的帮助下，通过公益诉讼，半年后患者与丈夫离婚，患者离开原居住地，到另一个县城开了服装店，头痛很少发生，睡眠较好，对目前的生活感到满意。

三、反思

社工反思：在第二次访谈时，患者告诉社工，第一次访谈完后晚上感到很紧张，觉得又回到了现实，开始担心离婚的事，头也开始疼了。社工反思在与患者建立关系时，在不确定患者情绪是否稳定的情况下（稳定化不够），不要急于收集资料，避免将患者拉回到现实中来。

附 1：国际头痛协会（International Headache Society，IHS）于 2013 年公布第三版国际头痛分类（ICHD-3）（摘要）

头痛是全球在临床上最常见的症状，几乎每个人一生中都会有一次或以上的头痛。大多数综合医院的临床医生对头痛不够重视，同时也存在着对头痛的分类和临床表现认识不足，综合医院的医生基本上不进行头痛的专业分类，大多数医生仍将头痛笼统地诊断为"血管性头痛""神经性头痛""神经血管性头痛"等。

紧张型头痛（Tension-Type Headache，TTH）：是最多见的头痛类型，患病率高于偏头痛，约占门诊头痛患者的半数。从发病机制看包括紧张性头痛和肌收缩性头痛两种类型。主要表现是头痛呈钝痛，多无搏动性，头痛位于顶、颞、额及枕部，头痛程度属轻度或中度，常诉头顶重压发紧或头部戴箍紧感，另在枕颈部发紧僵硬，转颈时尤为明显，多持续数分钟乃至数日。

TTH 患者中焦虑、抑郁和躯体形式障碍的出现频率较高。近期发现应激和精神紧张都是诱发 TTH 的最显著的原因，心理应激可以诱发紧张型的头痛，并且心理治疗、行为治疗和药物治疗一样有效。

TTH 患者应对疼痛发作时的失控感和无助感也很容易使其产生沮丧情绪，注意力的过度绑定也使他们难以因外界其他因素而产生愉悦感，同时，灾难化认知否定了对未来的乐观态度并加重对疾病的恐惧和焦虑；情绪变化又作为应激源参与引发和加重 TTH 的发作和持续，而持续的头痛也会加重 TTH 患者的抑郁、焦虑等情绪变化，并作为新的应激源固定和维持这样的恶性循环。认知、行为和躯体感觉都是慢性疼痛系统的一部分，患者的思维和应对方式可影响疼痛知觉、情绪改变，甚至可以直接加剧疼痛。

精神障碍相关性头痛：ICHD-3 在继发性头痛的病因分类中有 12 项为精神障碍相关性头痛，包括 12.1 躯体化障碍的头痛和 12.2 精神障碍的头痛。主要指精神和心理疾患共存的头痛，头痛为抑郁、焦虑等精神障碍的临床表现之一。其头痛发作或症状不能缓解的重要因素是情绪和情感的波动，以及伴随的精神和心理障碍。

有学者统计 1880 例神经内科门诊头痛的患者，精神障碍相关性头痛 485 例（25.8%），这类患者往往是长期就诊且诊治无效者。301 医院对神经科就诊的以头痛为第一主诉，病程>3个月的260例患者进行Zung抑郁量表筛查，其中205例提示为抑郁状态，检出阳性率为78.8%。

精神障碍的头痛主要表现为持续性头胀、头痛、头闷、头脑不清醒、头顶沉重如顶重物、压石头、紧箍感等，头皮麻木、灼热、蚁行感，怕风、怕冷等，有些患者伴有记忆力减退、注意力不能集中、入睡困难，还可伴有咽部异物感、颈部酸痛、胸闷、多汗、胃肠道症状等。值得注意的是，绝大多数精神障碍相关性头痛患者都不是首诊患者，而是在普通门诊长期就医、诊治无效者，且这些患者多不注意或承认有情感问题，因此，对这样的头痛患者应充分关注精神障碍的问题。

另外，有学者提出所有慢性头痛都有必要用心身医学来处理。抑郁焦虑障碍是原发性头痛最常见的精神共病，研究已证实了原发性头痛和抑郁焦虑精神疾病之间的密切关系。头痛和抑郁焦虑障碍两类疾病均可作为首发，但不论哪种疾病为先，其共病后均互为影响，加重病情。有些患者从疼痛开始就出现焦虑情绪，害怕自己患脑肿瘤、脑出血等，这种焦虑又进一步加重了头痛。偏头痛患者在精神紧张、缺乏睡眠、考试焦虑、发生社会和生活事件等不愉快的情绪下诱发或加重发作；紧张型头痛则在工作或学习的压力下，头顶沉重感或压迫感明显加重。严重的情绪变化可导致偏头痛患者出现频繁呕吐、精神萎靡和卧床不起，影响正常工作、学习和生活质量。

全科医生、综合医院临床医生针对头痛大多应用一般非甾体类抗炎药如阿司匹林、布洛芬等，也有应用可待因、麦角类制剂。除药物外，紧张型头痛还可选肌电位生物反馈法和肌肉松弛药治疗。Malone 等提出，心理治疗可以减轻疼痛的根本在于减轻了疼痛相关的恐惧和抑郁，而不是减轻了疼痛本身。

附 2：家庭暴力相关研究

一、《反家庭暴力法》

2016 年 3 月 1 日《中华人民共和国反家庭暴力法》正式实施，共 6 章 38 条（总则、预防、处置、保护令、法律责任、附则）。

《反家庭暴力法》明确了家庭暴力的定义："本法所称家庭暴力，是指家庭成员之间以殴打、捆绑、残害、限制人身自由以及经常性谩骂、恐吓等方式实施的身体、精神的侵害行为。"

2016 年 3 月至 2020 年 12 月，4 年间，山东、湖北、湖南、贵州、新疆、陕西、吉林、广东、海南、内蒙古完成了地方立法配套；2021 年 3 月 1 日，《云南省反家庭暴力条例》和《山西省家庭暴力预防和处置办法（草案）》正式施行。此外，西藏和宁夏、江苏以修订实施妇女权利保障法的办法的地方立法方式来跟进《反家庭暴力法》在本地的适用。

《反家庭暴力法》规定，反家庭暴力工作遵循预防为主，教育、矫治与惩处相结合原则，其中教育预防、强制报告制度、紧急安置制度、公安告诫制度、人身安全保护制度等构成了一整套社会和国家主动干预的制度，确保侵害案件及早被干预。

《反家庭暴力法》确立了五大工作原则。一是零容忍，国家禁止任何形式的家庭暴力；二是共同责任，反家庭暴力是国家、社会和每个家庭的共同责任；三是遵循预防为主，教育、矫治与惩处相结合原则；四是尊重受害人真实意愿，保护当事人隐私；五是对遭受家庭暴力的未成年人、老年人、残疾人、孕期和哺乳期的妇女、重病患者等的特殊保护原则。

二、社会性别平等与家庭暴力

家庭暴力为什么会发生？为什么家庭暴力受害者主要是女性？为什么受暴妇女的处境非常艰难？为什么相当多的受暴妇女对遭受暴力采取"忍""沉默""不离开"的态度？

要回答这些问题，离不开家庭暴力的性别分析。人的性别可以分为生理性别和社会性别。生理性别是指婴儿出生后从解剖学的角度来证实的男性和女性；社会性别则是在社会文化中形成的，是社会对男女两性的特点和行为方式的期待、要求和评价。社会性别也是一个理解和分析社会现象的视角和分析工具。

联合国《消除对妇女的暴力行为宣言》（1993）指出："对妇女的暴力行为是历史上男女权力不平等关系的一种表现，此种不平等关系造成了男子对妇女的支配地位和歧视现象，并妨碍了她们的充分发展"；"对妇女的暴力行为是严酷的社会机制之一，它迫使妇女陷入从属于男子的地位"。联合国第四次世界妇女大会《行动纲领》（1995）重申并进一步指出："对妇女的暴力行为，是迫使妇女对男子处于从属地位的重要社会机制之一；对妇女和女孩的暴力行为多数在家庭或家里发生，因为家庭或家里的暴力往往被容忍。家庭成员和家中其他成员对女童和妇女的忽视、身体和性虐待及强奸以及对配偶和非配偶的虐待事件，往往都不为外人所知，并且难以发现。即使对此种暴力行为作出申报，也往往未能保护受害者和惩办犯罪者。"

根据国际文书，对妇女的暴力源于互相关联的多种因素：

（1）社会机制：对妇女的暴力行为是历史上男女权力不平等关系的一种表现，是迫使妇女对男子处于从属地位的重要社会机制之一；这种关系导致了男子对女子的控制和歧视，阻碍了妇女的充分发展。

（2）传统文化和习俗：妇女生命周期各阶段所遭受的暴力行为，主要源于文化形态，尤其是某些传统习俗或习惯做法的不良影响，例如，羞耻感使妇女不敢谴责某些行为。

（3）对私人领域暴力的忽视：对妇女和女孩的暴力行为多数在家庭或家里发生，往往被容忍、不为外人所知，并且难以发现；即使对此种暴力行为作出申报，也往往未能保护受害者和惩办犯罪者。

（4）法律不完善：缺乏有效禁止对妇女的暴力行为的法律；公共当局未作出充分努力以求增进对现行法律的改革和执行。

（5）教育和社会救助系统：缺乏解决暴力根源和后果的教育手段和其他手段；妇女无法得到法律资料、法律帮助或法律保障。

（6）传媒的影响：传播媒体对妇女使用暴力的形象、尤其是描述强奸或性奴役以及妇女和女孩作为性工具的形象（色情制品），都是促成暴力持续存在的因素。

三、多机构/多部门合作干预家庭暴力

家庭暴力干预，对家暴受害人提供援助与服务需要建构一套专门应对家暴的社会资源系统，实现机构/部门的紧密合作、有序跟进、高效联动，才能达至防治家暴的目标。

这个社会资源系统工程涉及介入家庭暴力/亲密关系暴力案件的众多机构：公安、法院、检察院、司法局；妇联/妇儿工委；社区（城市及农村）；民政救济、庇护；教育部门：幼儿园、学校；医院及健康部门；社会组织、社

工及心理咨询机构；等等。

《反家庭暴力法》中多次提到多部门/多机构的责任：
"反家庭暴力是国家、社会和每个家庭的共同责任。""县
级以上人民政府负责妇女儿童工作的机构，负责组织、协
调、指导、督促有关部门做好反家庭暴力工作。""县级以
上人民政府有关部门、司法机关、人民团体、社会组织、
居民委员会、村民委员会、企业事业单位应当依照本法和
有关法律规定，做好反家庭暴力工作。"

**1. 多机构/部门合作反对家庭暴力基本原则（矫杨、
孙培云，2011）**

（1）反对家庭暴力是全社会义不容辞的责任。

（2）反家庭暴力各部门应参与其中并有其独立的
责任。

（3）反家庭暴力各部门应该相互配合和协调，共同制
止家庭暴力。

**2. 多机构合作反对家庭暴力的工作原则（矫杨、孙
培云，2011）**

（1）党委领导

党的十七大提出"加强以改善民生为重点的社会建
设"，使民生建设成为社会主义和谐社会建设的重要内容。
反对针对妇女的家庭暴力就是促进家庭建设、社区建设与
和谐社会建设的一项重要任务。因此要坚持在党的领导
下，反对家庭暴力，促进妇女发展，给妇女一个没有暴力

的世界。

（2）政府协调

反对家庭暴力，促进妇女发展是政府的责任与任务。政府应该充分发挥其整合资源、调配资源、运用资源的功能，搭建起妇女发展的社会支持网络，确立家庭暴力是违法行为的全社会的共识，从微观的妇女服务到宏观的政策倡导乃至立法，推动反对家庭暴力事业的发展。

（3）网络化运作

家庭暴力是社会问题，对妇女造成多方面的伤害，对妇女的家庭及其成员的伤害也同时存在。解决家庭暴力问题，一方面要协助受害妇女处理好相关的问题与需要；另一方面需要全社会广泛参与，确立起家庭暴力是违法行为的观念。为此需要多机构共同参与此项工作，形成多机构多专业的联动网络，预防和解决家庭暴力问题，恢复家庭功能，促进妇女发展。

（4）专业化推进

家庭暴力问题的解决涉及受害妇女多方面的需求，单一的机构和专业都难以完全满足这些需求。在多机构合作干预的前提下，充分发挥各个机构所依托的专业资源，为受害妇女和家庭提供专业化服务，提高和保证服务效果与质量。

3. 建立有效的工作制度

对具体的反对家庭暴力网络来说，其运作需要一定的条件，特别是要建立相应的制度保障和工作机制，保证此项工作的顺利开展和落实。

要明确各部门、各机构的工作职责；制定家暴案件干预工作流程；确立各部门、机构之间协作与联结开展工作的相关制度，如工作会议制度、培训制度、信息交流制度、评估制度等。

四、家庭暴力的医疗干预（矫杨、孙培云，2011）

1. 家庭暴力医疗干预的意义

家庭暴力是社会问题。家庭暴力不仅会对受暴者、施暴者及其家庭造成不良影响，对家庭稳定、社区安全、社会和谐也会造成更坏的影响。家庭暴力不仅是家庭私事，也是社会问题，是对社会进步、社会发展和社会文明的背叛。

家庭暴力不仅是社会问题，也是健康问题，它是一种对人的深层的、全面的伤害。任何一种类型的家庭暴力，无论是躯体的、心理的、性的和经济控制，无一例外地都会对人的精神造成巨大伤害，会对人的社会功能的发挥造成不良的影响，进而会进一步影响人的健康。所以任何一种家庭暴力都是对人的发展的限制和伤害，是对人的健康的破坏。

家庭暴力损害了受暴者的健康权利：健康是人类的一项基本需求和权利，也是社会进步的重要标志和潜在的动力。WHO将健康定义为"不仅仅是没有疾病或虚弱，而是一种躯体、精神及社会交往各方面的完美状态"。因此，家庭暴力就是对人的健康摧残和践踏，它使人的身体受到伤害，精神受到打击，并使人的社会交往出现障碍。

反对家庭暴力具有广泛的社会性，也有重要的医疗需求、健康需求和心理需求。现代医学模式从多角度关注疾病与健康，对于受暴者，从临床的病症导入，了解到家庭暴力受害者的生存状态，及时地为受害者提供有利于改变的支持性信息与行动。医疗系统反对家庭暴力无疑是促进了医学模式从单纯的生物医学模式向生物—心理—社会医学模式的转换。

2. 家庭暴力医疗干预的原则

（1）医疗干预家庭暴力是医务工作者的职责；

（2）医疗干预家庭暴力应和医院管理、医疗质量管理等工作同步进行；

（3）与受害者建立信任、平等的关系，理解、尊重受害者的意愿和对生活选择的权利；

（4）全面准确地采集病史，为受害者提供受伤害的证据；

（5）对受害者提供的个人信息予以保密；

（6）关注受害者及其子女的安全；

（7）为受害者提供转介及支持性信息；

（8）医疗干预家庭暴力是一个长期的、渐进的过程，必须和社会多机构进行合作、共同努力来完成。

3. 家庭暴力的临床识别

家庭暴力受害者前来医院就诊，医务人员可以通过受害者的各种特征和行为表现来进行识别。

首先，医务人员可以从患者的表情和情绪上进行识别。通常遭受到家庭暴力的患者在就诊时表现出情绪不稳，说话躲躲闪闪，所陈述的情况与自身病情不符，目光不定，有意回避医务人员的目光等。

其次，医务人员可以从患者的受伤害部位和伤害特点来识别。受害者的受伤害部位通常出现在头面部、四肢，一些隐蔽部位和非常规部位，要特别引起医务人员的重视。从受伤害特点来看，受害者的伤情会出现新旧伤同时存在，同一部位反复受伤，原有疾病加重以及自杀等特征。

最后，还有一些因素也需要引起医务人员的重视。如反复夜间就诊；不按时服药或过量服药；不及时就诊；惧怕陪同者以及陪同者表现异常等。

受害者可能出现在医院的任何一个科室，包括外科、骨科、五官科、妇产科、内科、中医科和精神科等。每一科室接待的受害者，他们的临床表现都具有各科室不同的特征。

（1）受害者来医院就诊的原因

大多数受害者到医疗部门就诊，往往是由于施暴者的暴力行为直接对她造成了身体或精神上的伤害，如皮肤撕裂伤、软组织挫伤、骨折、出血、烧伤、内脏损伤、阴道损伤、流产或头痛、胸闷、焦虑、失眠等；也有一部分受害者是由于长期生活在家庭暴力的环境和压力下，使她们本身原有的疾病加重，如哮喘、高血压、糖尿病、心脏病、失眠等。

由于一般患者也有这些临床表现，医生必须具备对受害者的识别能力，才有可能筛查出受害者。

（2）受害者的临床表现

外科方面：几乎所有类型的外伤都可以表现在受害者的身上。如扭伤、挫伤、撕裂伤、烧伤、刀伤、骨折等。

五官科方面：大多数以外伤形式出现。如口唇部损伤、牙齿断裂及脱落、颈部扼勒伤、外耳郭、鼻尖部咬伤或缺损、鼻部软组织挫伤、鼻骨骨折、外伤性耳膜穿孔等。也有一些特殊情况，如精神遭受暴力所致的功能性失音。

妇科方面：性暴力会使妇女面临各种危险。如会阴部外伤、性功能失调、慢性盆腔疼痛、感染性疾病等。

产科方面：由于受暴所引发的产科疾病，常见有意外妊娠、流产、死胎、早产、胎儿宫内发育迟缓、胎儿骨折、胎盘早期剥离等。

内科方面：暴力所致外伤比较容易识别，但日复一日的精神折磨下所产生的慢性疾病识别起来比较困难。头痛失眠，饮食紊乱，消化性溃疡，支气管哮喘，心悸，躯体无固定部位的疼痛等症状，可能是长期生活在虐待环境中所致；而表面看不出任何受暴迹象。例如，情绪变化对于血压的影响是特别明显的，长时间的紧张情绪往往是造成血压持续升高的直接原因。情绪刺激还会引起顽固且反复发作的偏头痛。

精神科方面：许多研究材料证实，妇女长期生活在受虐环境中，强烈而持久的心理刺激超过可能耐受的强度时，应对机制失常，正常的心理反应便向病理的心理障碍过渡，若不能及时治疗可致严重精神障碍，如精神分裂症、神经症等。

中医科方面：来中医科就诊的受害者多表现为情绪低落，常主诉胸闷、气短、善太息、呃逆、少寐多梦易惊醒、月经不调，或头晕、头痛、口苦咽干、口舌生疮、咽中异物感、烦躁、大便干结。以上表现多影响患者正常的生活和工作，还可导致高血压、糖尿病、心脏病等慢性疾病的加重。工作学习紧张和家庭暴力的伤害，都可以见到上述表现，但两者之间又有区别。前者多经服药、医生开导及调节生活起居后症状很快得到缓解，而后者由于长期处于家庭不和睦的阴影里，精神创伤得不到缓解，症状时轻时重，反复就诊。

（3）识别方法

家庭暴力受害者中可能会出现的各种临床表现，其中有些临床表现可能和一般患者没有多大区别。如果医生没有家庭暴力的概念，有些受害者很容易被遗漏，她们很可能会继续受到伤害。家庭暴力的受害者和一般患者的区别，可归纳为以下几个方面：

从患者的表情和情绪识别：一部分家庭暴力受害者在就诊时，多表现出情绪低落、焦虑，她所描述的情况和她的伤情明显不符，自称不小心"摔倒了"，被陌生人袭击等，医生再予深问，她便会躲躲闪闪，目光不定，或闭口不答。还有一部分患者由其丈夫陪同就诊，她会表现出很怕丈夫的样子，回答问题前先看丈夫的脸色，或她的丈夫不容她说话抢先回答医生的问题，因他们一起来就诊，其丈夫又表现出关心的样子，这样的受害者易被忽略。

从患者的受伤部位特点识别：头面部伤，如门牙受伤，脸上有伤，脖子受伤，眼圈发黑等；被衣服覆盖的地方：如乳房、小腹、外阴等；非常规部位受伤和方式：背部烫伤，短时间内反复多部位外伤，或同时发生的多处联合伤等。

从伤情的其他特点识别：常发生在晚上或夜间，反复夜间急诊，多发生在家中。由于心理或情感引起的心身疾病或慢性病加重，不及时就诊，不按时服药，或过量用药，企图自杀等。勒的痕迹，扇耳光，被拳头打、脚踢导致的淤伤，武器留下的伤，旧伤和新伤并存，咬伤，烟头烫伤等。

从病程发展上识别：慢性病加重或头痛失眠等躯体症状到各个相关科室就诊，不是局限在某个科室。

初步识别出受害者后，医务人员就要对一系列伤害进行诊治和详细的医疗记录，提供真实可靠的具体证据，以明确受暴力伤害的程度，并为进一步采取干预措施提供依据。

4. 家庭暴力医疗干预

家庭暴力医疗干预是一个过程，包括如下一些环节：

（1）问诊

问诊就是通过医务人员与患者或相关人员的交谈，识别受害者，了解家庭暴力的发生原因、发展以及后果等情况。

（2）体格检查

体格检查是确定伤情以及进一步识别受害者的重要手段，也是协助受害者保留受伤害证据的重要环节，它包括常规体格检查、专科体格检查和辅助检查。

（3）照片

对受伤部位的拍照是保留证据的有效方法。拍照有两种情况，一是体格检查中的拍照；二是除体格检查外的用于保留证据的拍照。特别需要注意的是第二种情况，拍照时必须获得受害者的同意，可以由医务人员提示受害者同意，也可以由受害者主动要求。

（4）人体图

在病例中绘制的人体图对记录那些显示不太清楚的伤害部位非常有帮助。医务人员应该对人体图的每个受伤部位都附上相关病情描述。

（5）安全评估及计划

对家庭暴力受害者来说，安全问题是至关重要的，医务人员必须认真考虑和评估受害者及其子女、家人的安全情况，帮助受害者制订安全计划。安全评估包括受害者在医院的安全、受害者离院后的安全；也包括受害者伤害自己甚至自杀的可能性、受害者伤害他人的可能性；还包括受害者回到施暴者身边的安全性、受害者离开施暴者的安全性等。安全计划是医务人员根据受害者的实际需求和安全处境，与受害者共同制定的，包括一些一般性的预防措施和紧急情况下的应对措施，还包括一些可以利用的资源和支持信息等。

（6）确定诊疗方案

根据受害者的不同病情和诊疗结果，做出诊断并制定相应的治疗方案。特别需要强调的是，医务人员始终不能忘记必须首先为受害者治疗伤病，生物医学意义上的帮助是受害者最基本、最主要的需要。

（7）为受害者提供适切的服务

除疗伤治病以外，医务人员还需要为受害者提供力所能及的、其所需要的有关服务。这些服务可以由医院提供，也可以由医院转介给专门的部门来提供。

需要指出的是，上述环节并非是一种线性关系，其发生的先后顺序有时是不一样的。

参考文献

［1］王虓，肖泽萍．惊恐障碍的几种主要心理治疗简介［J］．中国心理卫生杂志，2005，19（5）：359-361．

［2］李舜伟．惊恐障碍的诊治［J］．中华结核与呼吸杂志，2002，25（5）：297-298．

［3］孙培云，王向群，王振涛．心身医学实践与干预模式探讨［J］．医药卫生，2015，1（8）：11-12，16．

［4］吴勉华，王新月．中医内科学［M］．北京：中国中医药出版社，2014：156-162．

［5］王平，钮雪松，杨坤．针药结合治疗妇人脏躁［J］．中国老年保健医学，2019，17（3）：116-117．

［6］刘海晔，张桐，李今垣．脏躁症在现代中医临床诊治探讨［J］．黑龙江中医药，2013，3（5）：13-16．

［7］王少石，周新雨，朱春燕．中国医师协会神经内科医师分会神经心理与情感障碍专业委员会．卒中后抑郁临床实践和中国专家共识［J］．中国卒中杂志，2016，11（8）：686-693．

［8］莫藜藜．医务社会工作：理论与技术［M］．上海：华东理工大学出版社，2018（6）：83．

［9］夏梦幻，王庆．郁证中医治疗钩玄［J］．上海中医药杂志，2019，53（3）：28-32.

［10］潘凤仙，黎红丹，兰鹏．浅谈中医情志学说与心身疾病的关系［J］．湖南中医药杂志，2019，35（11）：108-109.

［11］石冬燕，袁磊，常诚．老年性痴呆合并精神症状的中医论治［J］．天津中医药大学学报，2020，39（6）：711-714.

［12］牟南樵，罗洪斌，李素萍．浅谈从脏腑辨证论治老年痴呆［J］．湖北民族学院学报·医学版，2018，35（2）：62-64.

［13］吴文源，魏镜，陶明．综合医院焦虑抑郁诊断和治疗的专家共识．中华医学会精神病学分会焦虑障碍协作组［J］．中华医学杂志，2012，92（31）：2174-2181.

［14］王向群，赵旭东．心身医学实践［M］．北京：中国协和医科大学出版社，2015.

［15］邓伟华，何方红，邓慧琨．头晕患者的情绪障碍因素分析［J］．广东医学，2013，34（9）：1408-1409.

［16］陈丽云，樊富珉，官锐园．身心灵互动健康模式：小组辅导理论与应用［M］．北京：民族出版社，2003.

［17］Malone D，Strube MJ，Scogin FR．Meta-analysis of non-medical treatment for chronic pain．Pain，1988，34：231-244.

后　记

慢性非传染性疾病（Noninfectious Chronic Disease，NCD）指长期的，不能自愈且几乎不能被治愈的非传染性疾病。当前主要指心脑血管疾病、恶性肿瘤、糖尿病、慢性阻塞性肺部疾病、精神心理性疾病等一组疾病。

心身疾病是一组发生发展与心理社会因素密切相关，但以躯体症状表现为主的疾病。目前已成为影响现代人健康的常见病和多发病，在人群中分布较广。

《健康中国行动（2019～2030年）》指出：进入新时代，随着人民生活水平的提高和人口老龄化的加快，我国疾病谱发生了新的变化，主要慢性病引发的死亡人数占比达到了88%。中国有超过3亿的慢性疾病患者，已成为中国最大的疾病负担。有统计，慢性疾病共病焦虑、抑郁等心身问题约占慢性疾病的30%，而医护人员对于心身疾病的低认识和治疗的局限性使这些患者成为临床中的疑难杂症，没有得到尽早的诊断和治疗。同时，生物医学模式的思维也使得医护人员不去关注疾病背后的心理社会问题。

医务社会工作（Medical social workers）：是一种专业性工作，是指综合运用医务社会工作专业知识和方法，帮助患者解决影响健康的社会、心理问题，并利用社会资源为有需要的个人、家庭机构和社区提供服务，帮助其恢复和发展社会功能的职业活动。在国外及港台地区，医务社会工作介入医疗服务已非常成熟和规范，医患双方均获益良多。而我国医务社会工作刚刚兴起，医务社会工作的普及率及行业认同度非常低，很多医院没有配备医务社工，医院管理者及医护团体对医务社会工作的低认知，导致部分患者回归社会及社会功能的康复未能得到关注。

2018 年 10 月底，国家卫健委公开《进一步改善医疗服务行动计划（2018~2020 年）考核指标》，医务社工制度首次被单独列为一级指标，其分值占总分的 6%。2020 年 10 月 22 日，北京市卫生健康委联合市委社会工委市民政局、市教委、市财政局、市人力社保局等部门印发的《关于发展医务社会工作的实施意见》明确，2020 年，北京在部分综合性医院和儿科、精神卫生、肿瘤、康复等专科医院以及社区卫生服务中心试点开展医务社会工作。2020 年至 2022 年，逐步在全市医疗卫生机构推进医务社会工作。到 2025 年，实现全市医疗机构医务社会工作全覆盖。

本案例集从会诊中心筛选出比较有代表性的，慢性疾病合并情绪障碍患者的多学科干预案例的呈现。会诊中心从 2013 年 5 月开始工作，每月一次，设定每月最后一周周四下午 2 点在铁营医院多功能厅会诊，接诊由医务社工或临床转诊的慢性疾病合并情绪障碍患者。

　　会诊形式为精神科专家主持，通过专家问诊、主治医师介绍病例及前期诊疗情况、心理治疗师介绍患者心理咨询情况、医务社工介绍个案工作情况；与会专家、医师进行充分的讨论，在会诊中不仅有心身医学知识的渗透，也有医护人员、社工及心理咨询师对疾病的心理社会因素的讨论，最后确定患者的后续治疗方案。我们团队经过长达8年的临床实践，以及市、区科委项目支持的研究，总结出一套多学科联合干预心身疾病的诊疗模式，即IMPACT模式。该模式为多学科团队针对患者的躯体状态、心理情绪和社会功能进行的一整套"识别—筛查—评估—诊断—联合会诊—治疗"的心身疾病诊疗方法，构筑了一整套综合医院"筛查-诊治-康复-社会"的多专业、多学科、多领域的心身医学诊疗模式。会诊中医护人员重点针对疾病的生物属性进行干预，心理治疗师主要针对心理状况进行干预，医务社工帮助评估社会关系、链接社会资源，强调助人自助的理念，即鼓励患者发挥自身主动性和优势，增强其应对和管理疾病的能力。会诊中心成员充分根据患者的生物、心理和社会特征多维度、多视角地进行诊断与治疗，真正做到"以人为本"，关注疾病背后的心理、社会问题，解决心身疾病患者的诊断、治疗及康复回归社会。

孙培云

2022 年 5 月

快乐

比较快乐

不大高兴

很不高兴

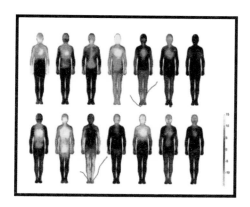

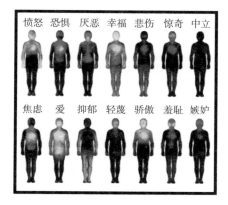

愤怒　恐惧　厌恶　幸福　悲伤　惊奇　中立

焦虑　爱　抑郁　轻蔑　骄傲　羞耻　嫉妒

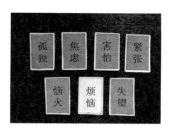

孤独　焦虑　害怕　紧张

恼火　烦恼　失望